AF476640

T 598
12

VAN HAVÈRE 1970

LE MÉCANISME
DES
OSSELETS DE L'OREILLE
ET DE LA
MEMBRANE DU TYMPAN

PAR

H. HELMHOLTZ

Professeur de Physiologie à l'Université de Berlin

TRADUIT PAR

LE DOCTEUR J.-A.-A. RATTEL

Ancien chef de la Clinique otologique de l'Institut national des Sourds-muets de Paris
Deux fois lauréat de la Faculté de médecine de Paris
Membre de la Société de médecine et d'hygiène publiques
Membre de l'Association française pour l'avancement des Sciences,
Membre de la Société de médecine du Louvre, etc.

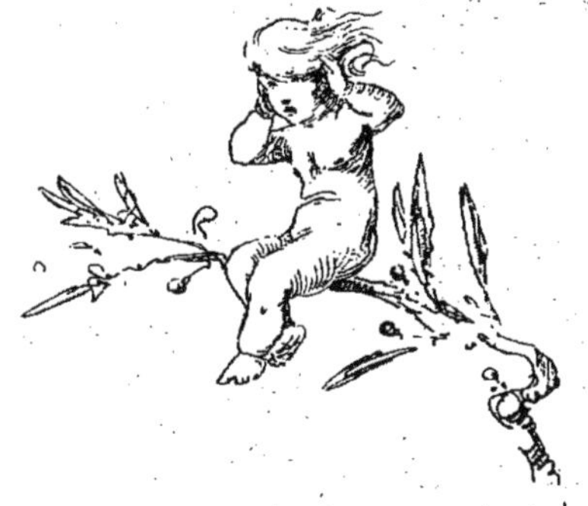

PARIS

CHEZ ADRIEN DELAHAYE
ET ÉMILE LECROSNIER
ÉDITEURS
Place de l'École de Médecine

CHEZ LE DOCTEUR RATTEL
149, rue Montmartre, 149

1886

Hommage du Dr Rattel
Medecin adjoint à l'Institution Nationale
des sourds muets de Paris

LE MÉCANISME

DES

OSSELETS DE L'OREILLE

ET DE LA

MEMBRANE DU TYMPAN

PAR

H. HELMHOLTZ

Professeur de Physiologie à l'Université de Berlin

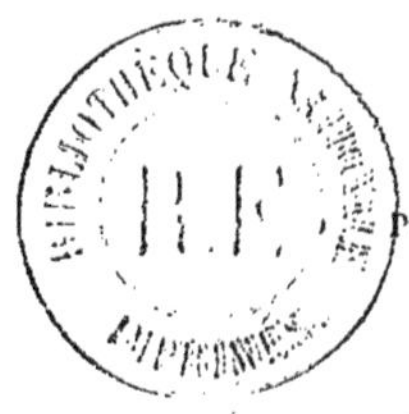

TRADUIT PAR

LE DOCTEUR J.-A.-A. RATTEL

Ancien chef de la Clinique otologique de l'Institut national des Sourds-muets de Paris

Deux fois lauréat de la Faculté de médecine de Paris

Membre de la Société de médecine et d'hygiène publiques

Membre de l'Association française pour l'avancement des Sciences,

Membre de la Société de médecine du Louvre, etc.

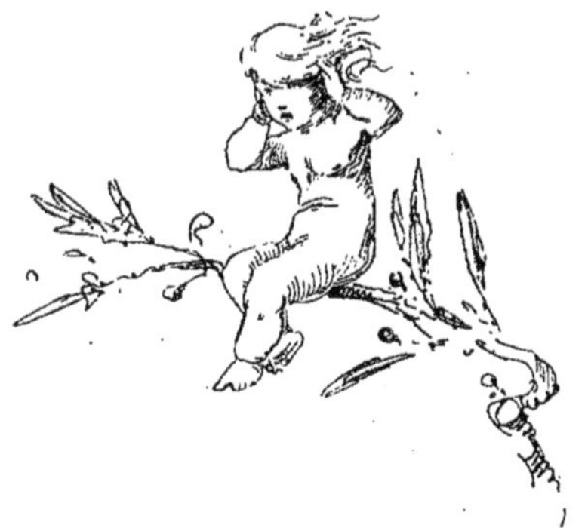

PARIS

CHEZ ADRIEN DELAHAYE
ET ÉMILE LECROSNIER
ÉDITEURS
Place de l'École de Médecine

CHEZ LE DOCTEUR RATTEL
149, rue Montmartre, 149

1886

OUVRAGES DU DOCTEUR J.-A.-A. RATTEL

Étude sur B. Eustachi.

Étude sur Duverney.

Remarques sur les végétations adénoïdes du pharynx nasal, par E. Cresswell Baber. — *Traduction.*

Étude sur Valsalva.

Étude sur Morgagni.

Des maladies de l'oreille, du nez et du pharynx et de quelques manières de les traiter. — Mémoire posthume de R. SCHALLE d'Hambourg précédé d'une courte préface de S. MOOS d'Heidelberg. — *Traduction.*

Étude sur Scarpa.

Étude médico-littéraire sur Voltaire.

Un auteur médical inconnu (Hiérophile).

Le Mémoire du Professeur HELMHOLTZ *sur le* MÉCANISME DES OSSELETS DE L'OREILLE ET DE LA MEMBRANE DU TYMPAN *a été publié pour la première fois dans le premier volume de* Pflüger's Archiv für Physiologie, Bonn, 1869. *La question y est traitée exclusivement aux points de vue anatomique, physiologique et mathématique.*

Pénétré du grand intérêt que ce Mémoire présente pour ceux qui s'occupent de l'Oreille, nous avons cru qu'il serait d'une réelle utilité d'en rendre la lecture facile en le traduisant en français.

C'est avec intention que nous nous sommes dispensé de faire la moindre annotation. Nous avons, en effet, conscience de soumettre au lecteur une œuvre magistrale qui doit se présenter à lui dans toute son intégrité, et non pas alourdie par des commentaires.

*Cette œuvre représente un pas fait en avant vers la solution de ce problème si complexe de l'*Audition. *Elle peut vieillir, être incomplète, on la citera toujours et le médecin la lira toujours avec profit.*

Nous adressons tous nos remerciements à l'illustre physiologiste qui nous a si gracieusement autorisé, par la lettre que nous donnons plus loin, à traduire, pour la première fois, son ouvrage en français.

Qu'il nous pardonne d'ajouter que si le lecteur éprouve quelque fatigue à suivre le développement de cette étude, cela tient à son style si condensé et si extraordinairement précis.

J.-A.-A. RATTEL.

Berlin W. W.

16, *neue Wilhelmstrasse*

6 *août* 1885.

Très honoré et cher docteur,

C'est avec le plus grand plaisir que je vous autorise à publier la traduction française que vous avez bien voulu faire de mon Mémoire SUR LE MÉCANISME DES OSSELETS DE L'OREILLE ET DE LA MEMBRANE DU TYMPAN.

Je vous suis très reconnaissant de contribuer ainsi à répandre mon ouvrage.

Désormais, les médecins et les physiologistes français en prendront connaissance fort aisément.

Recevez l'assurance de ma considération très distinguée,

H. VON HELMHOLTZ.

A M. LE DOCTEUR LADREIT DE LACHARRIÈRE

MÉDECIN EN CHEF DE L'INSTITUTION NATIONALE DES SOURDS-MUETS DE PARIS ET DE LA CLINIQUE OTOLOGIQUE, OFFICIER DE LA LÉGION D'HONNEUR, ETC.

Cher Maître,

Je ne vous fais pas une dédicace.

Je vous demande seulement de placer ici votre nom.

C'est vous qui m'avez encouragé à faire cette traduction, — il n'est que trop juste qu'elle paraisse sous vos auspices.

De plus, c'est une satisfaction réelle pour moi de saisir l'occasion de me montrer reconnaissant envers vous dont la haute expérience m'a été si précieuse dans l'étude de l'Otologie.

L'illustre professeur Von Helmholtz, de son côté, ne peut que m'approuver d'associer votre nom au sien au commencement d'une étude sur l'*Oreille*.

Je vous prie d'agréer l'expression de mon profond respect,

J.-A.-A. RATTEL.

TABLE

LE MÉCANISME

DES

OSSELETS DE L'OREILLE

ET DE LA

MEMBRANE DU TYMPAN

MÉCANISME

DES

OSSELETS DE L'OREILLE

Dans un Mémoire trouvé dans les papiers de B. Riemann, et publié récemment dans le *Zeitung für rationelle Medicin*, on trouve exposées les vues de cet homme, — d'une pénétration si rare et hélas ! sitôt enlevé à la science, — sur les problèmes de la Physiologie acoustique. Il y développe les raisons pour lesquelles si peu de ces questions ont pu être résolues jusqu'alors. Là aussi, on trouve qu'il a bien indiqué le point délicat qui rend ces études si difficiles et vers lequel les savants doivent désormais diriger leurs efforts. Il se propose, — et cela constitue pour lui la base de la Physiologie de l'Oreille, — d'expliquer comment la cavité tympanique transmet au liquide labyrinthique les vibrations si extraordinairement fines et si nuancées qui viennent du dehors. Il établit, par le calcul, que les mouvements de l'étrier, dans les tons les plus faibles et encore clairement distincts, doivent être si petits qu'ils échappent à l'observation, même à celle qui serait aidée des plus puissants microscopes modernes. Pour transmettre régulièrement et exactement des vibrations d'une telle délicatesse, Riemann soutient qu'il doit y avoir dans les vibrations de l'appareil qui les transmet, une régularité et une précision correspondantes.

En même temps, il ajoute qu'il est obligé de se refuser à admettre beaucoup de détails de la théorie du mécanisme de l'audition que j'ai développée dans le *Lehre von den Tonempfindungen*. Sous ce rapport, je dois faire remarquer que moi-même, à cette époque, je considérais la description des vibrations de l'appareil de l'oreille moyenne, — donnée dans le chapitre Ier, section 6, de l'ouvrage en question, — comme un simple préambule puisé à des sources étrangères. Il m'était impossible alors de faire aucune recherche personnelle touchant cette question, bien que je reconnusse parfaitement la nécessité d'études nouvelles. Dans la description que je donnai dans le même ouvrage, j'adoptai, dans ses points les plus essentiels, la théorie d'Edward Weber qui, comparée aux théories anciennes, constitue un véritable progrès. Tout y est, en général, logique, bien qu'il y manque certains détails indispensables pour rendre l'ouvrage complet. A mon avis, le point vulnérable de cette théorie réside dans la disposition de l'articulation du marteau et de l'enclume. D'après la description de Weber (1), le marteau et l'enclume constituent un levier angulaire fixe dont l'axe de rotation traverse l'apophyse grêle du marteau et l'extrémité de la petite apophyse de l'enclume. Mais comment admettre l'existence d'une articulation, entourée d'une membrane capsulaire faible, lâche et permettant le mouvement dans tous les sens, — au centre d'un levier dont les vibrations sont nécessairement d'une finesse et d'une précision infiniment grandes ?

Aussitôt mon ouvrage sur l'Optique terminé et que j'eus le temps de me livrer à d'autres études, je m'occupai de la question dont il s'agit ici. J'avais obtenu presque tous les résultats que l'on va lire avant la lecture du Mémoire de Riemann (2). C'est par une étude plus approfondie du jeu des articulations et des muscles des osselets que je parvins à la solution du problème. Cette solution est en effet entièrement différente de celle qu'a proposée le célèbre mathématicien. J'ajoute que je ne suis pas de son avis quand il dit « que la fonction de l'appareil osseux de « l'oreille moyenne est de transmettre au liquide labyrinthique les change- « ments qui se produisent à chaque instant dans la pression atmosphérique « avec une rigoureuse exactitude et avec une force constante et déterminée » Je considère que cela n'est pas prouvé par l'observation des faits. Pour que la perception soit juste, il faut seulement que chaque ton d'un diapason donné cause la même sensation, en nature et en intensité, chaque fois que ce diapason entre en vibration. C'est un fait bien connu que les tons de certains diapasons produisent sur l'oreille une impression extraordinairement forte. Nous citerons plus loin des exemples nouveaux de ces cas exceptionnels.

(1) Berichte über Verhandlungen der Kœnigl Sæchs, Ges. d. Wissenschaften zu Leipzig. Math. Phys. Klasse. 1851. Mai 18, S. 29-31.

(2) Courte notice sur ce sujet dans le *Heidelberger Jahrbücher*. **27** juillet et 9 avril 1867.

§ Ier

Conséquences des petites dimensions de l'appareil auditif.

Le progrès le plus important fait par Edward Weber dans la théorie de la transmission des sons à travers l'oreille, — progrès moins remarqué qu'il ne le méritait, — me paraît être la découverte que, pour ce qui concerne la transmission des ondes sonores, les osselets, le rocher, ainsi que le liquide labyrinthique doivent être considérés comme des corps incompressibles. Weber déclare hautement que pour ces parties de l'oreille il ne peut être question de la transmission des ondes sonores par condensation et raréfaction. Les osselets de l'oreille doivent être, pour lui, considérés comme des leviers solides, et le liquide labyrinthique comme une masse qui ne peut être mise en mouvement qu'en totalité.

Je prendrai la liberté d'entrer dans plus de détails touchant ce point spécial, car il sert de base à tout ce qui suit.

Si dans un milieu élastique, — soit solide, soit liquide, soit gazeux, — dont les trois dimensions sont extensibles à volonté, il se produit des ondulations planes correspondantes à un ton simple, ces ondulations passeront à travers la masse élastique avec la vitesse propre à ce ton donné. Elles produiront dans les différents points de la masse ou un déplacement des particules les plus éloignées ou même une condensation, là où ces vibrations sont longitudinales.

Si, en un point donné de la masse, il y a des particules dans un état de déplacement extrême vers le haut, il y aura, en même temps, à une distance d'une demi-longueur d'ondulation, des particules dans un état de déplacement extrême vers le bas. La même chose est vraie pour le déplacement qui se produirait dans toute autre direction. Entre ces limites supérieure et inférieure de déplacement extrême, — limites qui doivent être distantes du point donné d'une demi-longueur d'ondulation au moins, comme nous l'avons dit, — nous trouverons vers le haut, suivant une ligne continue et graduelle, les déplacements de plus en plus petits, jusqu'au point central où ce déplacement est nul. On trouvera de même en bas les déplacements qui diminuent progressivement. Donc : *La différence de déplacement entre deux particules oscillantes, dont la distance entre elles est infiniment petite comparée à une longueur d'ondulation, est elle-même infiniment petite comparée à l'amplitude entière du déplacement.*

Si nous nous bornons, en ce cas, à la considération d'une petite portion de la masse vibrante dont les dimensions sont infiniment petites comparées à une longueur d'ondulation, tous les déplacements relatifs entre eux des points de cette masse pris isolément seront infiniment petits comparés à l'amplitude des vibrations entières. Celles-ci, à leur tour doivent être considérées comme infiniment petites comparées à la longueur d'ondulation, lorsque les vibrations sonores sont régulièrement produites. Ces déplacements relatifs des particules isolées et constituant la petite masse (nous l'avons supposée indépendante de l'ensemble) sont entre eux, d'après cela, des grandeurs de second ordre infiniment petites, comparées à une longueur d'ondulation. Ce sont, en même temps, des grandeurs de premier ordre infiniment petites, comparées aux amplitudes de vibration et aux dimensions linéaires de la petite masse à laquelle ils appartiennent, c'est-à-dire que la petite masse agit absolument, dans ce cas, comme un corps immobile.

Les conditions restent les mêmes quand un grand nombre d'ondulations planes, appartenant au même ton simple, passent à travers la masse élastique. Il en est de même aussi quand il s'agit d'ondulations sphériques, prenant leur point de départ d'un centre quelconque d'agitation dans la masse. Il faut excepter cependant le cas où ce centre se trouverait dans le voisinage immédiat d'autres centres d'agitation—point ou ligne—dont l'existence, il faut l'avouer, n'est qu'une conception mathématique irréalisable.

La même loi s'applique aussi aux solides élastiques, pourvu que leur substance ne soit pas infiniment extensible en tous sens, et qu'ils aient des parois contre lesquelles les ondes sonores puissent frapper et être rejetées vers le centre de la masse. Nous supposons, cependant, qu'aucune dimension linéaire de la masse vibrante ne sera très petite comparée à une longueur d'ondulation ; ou bien encore que toutes les dimensions de la masse vibrante ne seront très petites comparées à cette même longueur d'ondulation. Il ressortira de ce fait qu'aucune de ces dimensions ne sera très petite comparée aux autres, comme c'est le cas, par exemple, pour les disques, les membranes, les tiges et les fibres.

La vérification de ces lois résulte clairement de celles très connues sur la forme et le mode de vibration d'ondulations planes. Ajoutons toutefois qu'il ne peut être question que d'ondulations planes de tons simples produites dans les masses susceptibles d'une extension indéfinie. D'autre part, l'influence des parois (Grensflachen) et des conditions précédentes a été mise en lumière par les travaux de Kirchoff sur l'équilibre et la vibration d'une tige élastique infiniment mince (1).

(1) *Journal de Borchardt's fur reine und angewandte Mathematik LVI*, dans § 1er du traité en question.

Cet auteur, il est vrai, ne prend en considération que l'équilibre de cette masse élastique. Dans ce cas il est établi que des forces qui sont infiniment petites comparées à l'élasticité propre du corps, et qui sont de nature à agir partiellement sur la portion centrale et sur la surface de la masse élastique, il est établi, disons-nous, que les causes produisent seulement des déplacements infiniment petits et relatifs des particules qui se trouvent à une distance déterminée de chacune d'elles. De cette manière, les différents quotients de déplacement coordonnés entre eux demeurent aussi déterminés. C'est principalement sur ce dernier point que repose la question. Si, en effet, ces différents quotients sont des grandeurs déterminées, il arrive que dans des masses de dimensions linéaires infiniment petites, les déplacements relatifs de chaque particule sont infiniment petits par rapport aux déplacements totaux absolus que l'on observe dans ces masses. La loi dont nous parlons plus haut et que Kirchoff a démontrée dans le cas d'équilibre, les forces appliquées étant supposées infiniment petites, peut aussi, en utilisant la remarque de d'Alembert, s'étendre au mouvement. Il faut toutefois pour cela que les accélérations successives, imprimées aux particules de la masse durant le mouvement, soient considérées comme les forces agissant sur le corps élastique. Maintenant, lorsque les accélérations constituent des vibrations dont l'amplitude est infiniment petite comparée à la longueur d'une ondulation, elles sont elles-mêmes infiniment petites. Elles rentrent alors dans la distinction que fait Kirchoff du cas des forces agissantes infiniment petites (1).

La loi démontrée par Kirchoff et appliquée au cas présent, peut être ainsi formulée :

Dans des corps élastiques immobiles, les vibrations d'un ton simple produisent sur deux points du corps élastique des déplacements relatifs.

Mais il faut que *dans ces corps élastiques immobiles*, les dimensions linéaires ne soient pas infiniment petites comparées à une longueur d'ondulation ou du moins qu'aucune ne soit infiniment petite comparée aux autres. — Il faut que l'amplitude des *vibrations d'un ton simple* soit infiniment petite comparée à une longueur d'ondulation de vibrations de même nature dans des masses indéterminées. — Alors la distance entre les *deux points du corps élastique* sera infiniment petite comparée à une longueur d'ondulation, et les *déplacements relatifs* seront eux-mêmes infiniment petits comparés à l'amplitude entière des vibrations.

(1) Si A est l'amplitude de vibration, n le nombre de vibrations d'un ton simple, t le temps et c une constante déterminant la phase, alors S le point de départ variable de la position d'équilibre a la valeur suivante :

$$S = A \sin \{2\pi nt + c\}$$

(Voir addenda.)

Cela revient à dire, toutes réserves faites, que les masses, dont les dimensions linéaires sont toutes petites comparées à une longueur d'ondulation, agissent exactement et absolument comme des corps solides ; ou bien encore que les changements de forme qu'elles subissent sont des quantités négligeables, si on les compare à l'amplitude totale de leurs vibrations.

Cependant si nous prenons en considération que dans l'air les ondulations des tons qui constituent notre gamme musicale (qui va de do_1 33 vibrations, à do_5 4224 vibrations) varient de 8 à 1000 cm ; que les mêmes vibrations sont dans l'eau plus de 4 fois, dans le laiton environ 11 fois, dans le cuivre 12 fois, dans l'acier et le verre 15 fois plus grandes que dans l'air ; que, d'un autre côté, les dimensions des osselets de l'oreille et du labyrinthe ne sont que de petites fractions de centimètre, nous sommes obligé de conclure que les dimensions des masses élastiques, solides et fluides, qui constituent l'organe de l'audition, ne sont tout au plus que de très petites fractions d'une longueur d'ondulation de ces tons que nous entendons communément et que notre oreille peut apprécier avec justesse.

Concluons en même temps que dans les vibrations de l'appareil auditif (osselets de l'oreille et rocher) causées par des tons ordinairement perceptibles pour l'oreille, les particules de chacune de ces petites masses subissent entre elles des déplacements infiniment petits comparés à l'amplitude des vibrations qui les produit, c'est-à-dire qu'elles agissent presque comme des corps absolument solides.

La raison intime de ce mouvement d'une nature particulière réside dans l'extrême vitesse avec laquelle chaque impression communiquée à l'une de ces petites masses se transmet à travers elles. Cette vitesse est si grande que le temps nécessaire à la transmission de l'impression peut, en principe, être considéré comme infiniment petit comparé à la durée des vibrations sonores, et son action propre, comme instantanément transmise à travers la masse entière.

Un fluide incompressible entouré de parois solides diffère d'un fluide compressible en cela que chaque impression communiquée à une des parties de la surface de pression est instantanément communiquée au fluide entier, et met chaque particule instantanément en mouvement. Au contraire, dans un fluide compressible, une ondulation part de son point d'origine, suit son cours avec une vitesse constante et met alternativement en mouvement les différentes parties du fluide.

Si donc, en ce qui concerne le liquide labyrinthique, les dimensions de toute la masse sont infiniment petites comparées à une ondulation, et si les parois du rocher contenant le liquide sont assez fortes pour être considérées comme absolument immobiles sous la faible pression exercée contre elles, la transmission de l'impression à travers la masse entière sera en fait instantanée. On peut dire aussi que le liquide labyrinthique agit sous l'influence des vibrations sonores, précisément comme le ferait dans les mêmes circonstances un liquide absolument incompressible et par conséquent incapable de transmettre les vibrations sonores.

En résumé, il est nécessaire, du moins pour les tons les plus bas et les tons moyens de la gamme, qu'il y ait une égalité de pression entre l'air contenu dans l'oreille moyenne et celui du canal auditif externe. Quant aux tons très élevés, ceux par exemple qui correspondent à l'octave le plus élevé du piano, la longueur du conduit auditif étant presque égale à un quart d'ondulation, on se retrouve dans la condition à laquelle est due la production de ces phénomènes de résonnance que j'ai décrits dans *Lehre von den Tonempfindungen* (pages 175-176).

En tous cas, le diamètre du conduit auditif externe est trop petit pour permettre qu'au même moment il se produise des conditions différentes de pression et de vitesse sur différents points de la membrane du tympan. C'est pourquoi nous pouvons sans hésitation considérer que la pression est toujours égale sur tous les points de la membrane. Ce fait est d'une grande importance dans l'explication du mécanisme de l'oreille. Il explique en effet qu'un point de la membrane du tympan ayant été mis en vibration, toute la membrane vibre nécessairement. Ajoutons que le point mis en vibration dépend du siège occupé par le corps sonore. C'est pourquoi nous n'avons d'autres moyens d'apprécier la direction des sons qu'en observant les différents degrés d'intensité obtenus par des déplacements de la tête et par la comparaison des impressions auditives.

La remarque précédente s'applique, comme nous l'avons établi, à des corps dont aucune des dimensions linéaires n'est infiniment petite comparée aux autres, par conséquent elle ne concerne pas les disques, membranes, tiges ou fibres. Il y a des exceptions par exemple dans le cas, où la partie moyenne du corps en question est rétrécie et étroite. Parmi les parties constituantes de l'oreille, le tympan est seul susceptible de cette exception. A vrai dire, ces corps rétrécis en un point, ou plus petits dans une direction, sont capables de produire des vibrations comparativement lentes. En effet, grâce à leur peu d'épaisseur, ils n'offrent qu'une faible résistance élastique, reviennent lentement à leur état d'équilibre et produisent des vibrations plus lentes que les oscillations qui ont lieu dans des masses étendues de même nature.

Que les osselets de l'oreille ne rentrent pas dans ce cas exceptionnel, cela est aisément démontré par leur comparaison avec les cordes ou anches métalliques qui produisent des tons élevés.

Les anches, servant à produire les tons les plus élevés de la gamme musicale dans un harmonium, sont relativement très longues et très fines comparées aux dimensions des osselets de l'oreille.

On sait bien quels sont les tons qui appartiennent à ces corps solides ou qui peuvent être produits par eux, on ne saurait douter un instant qu'il est impossible de faire vibrer régulièrement d'aussi petites masses que les osselets de l'oreille, surtout de l'étrier que cela donnerait de suite des tons d'une hauteur si prodigieuse que, pour notre oreille, ils ne seraient probablement pas longtemps perceptibles, ces tons s'élevant de beaucoup au-delà des limites de notre gamme musicale.

La relation existant entre les osselets de l'oreille et les vibrations sonores est, en pratique, la même que dans un fil de fer que l'on suspend et que l'on fait vibrer comme un pendule. Ce fil est élastique, flexible, et capable de différentes sortes de vibrations ; mais ses vibrations se comptent à raison de plusieurs centaines par seconde, tandis que, comme pendule, il balance peut-être une fois par seconde. Si ce pendule est mis en mouvement par une force exercée périodiquement, — les périodes se comptant par une seconde, plusieurs secondes ou par des durées plus longues encore, — chaque coup communiqué par cette force à un des points de l'échelle peut la traverser, en hauteur et en largeur, plusieurs centaines de fois avant que le coup suivant soit donné. De cette façon, l'effet du choc peut être transmis entièrement à chaque partie de la masse, avant même qu'une petite fraction de la période de vibration ne soit écoulée. D'après cela, le pendule, en pratique, vibre absolument comme un corps solide, c'est-à-dire que son mouvement réel ne présente aucune différence avec celui d'un corps solide, différence qui n'est pas même appréciable au moyen des plus délicates méthodes d'observation. Bien autre est l'action du pendule quand nous le faisons vibrer au moyen d'un diapason que nous approchons de la corde. Alors il vibre non plus comme un pendule, mais comme une corde élastique et vibrante. La même chose est vraie pour les osselets de l'oreille. Tant que les vibrations des tons qu'ils doivent transmettre seront produites à des périodes très grandes comparées à celles des osselets eux-mêmes, ceux-ci agiront absolument comme des corps solides.

§ 2

Anatomie de la membrane du tympan.

Avant de passer à la discussion du mécanisme de l'appareil de l'oreille moyenne, je dois faire une ou deux remarques anatomiques, — non pas avec l'idée de produire aucune observation matériellement neuve, mais simplement pour faire ressortir un certain nombre de petits points que les anatomistes ont en générale à peine indiqués et par conséquent négligés. Ces points prennent de l'importance dans une étude plus complète de leurs propriétés physiologiques.

L'ouverture dans laquelle la membrane du tympan est située dépend de la partie écailleuse du temporal. Les deux os qui constituaient autrefois le cercle tympanique sont, chez l'adulte, solidement réunis par une soudure osseuse, pas assez solidement toutefois pour qu'en faisant une préparation de l'oreille une rupture ne se produise à l'endroit même de cette réunion, fait ennuyeux qui se produisait chaque fois que en disséquant j'indiquais les rapports de la partie supérieure de la membrane du tympan. Même, sur le temporal d'un adulte, cette ligne de séparation est encore clairement reconnaissable par deux pointes osseuses qui font saillie en avant et en arrière, sur les limites des deux portions du cercle tympanique. Ces pointes osseuses séparent une première partie, inférieure, qui est presque de forme ovale et qui est creusée d'un sillon où vient s'insérer la membrane du tympan, d'une deuxième partie, supérieure, irrégulière dans ses contours et plus fortement concave. L'une appartient au rocher, l'autre à la partie écailleuse du temporal. La figure 1 représente la paroi supérieure et antérieure de la partie osseuse du conduit auditif externe. La ligne de section est marquée parallèlement à cette paroi ; *ab* est la surface de section de la paroi antérieure qui sépare *b*, canal auditif, de l'articulation de la mâchoire ; *cd* est la ligne de section à travers la paroi postérieure ; *bd* est l'ouverture du conduit auditif. Un léger sillon *hi* qui, dans la figure est plus fortement marqué qu'il ne l'est en réalité dans la nature, représente la ligne d'insertion de la membrane du tympan. Les traces de la scissure, qui, chez le fœtus, sépare

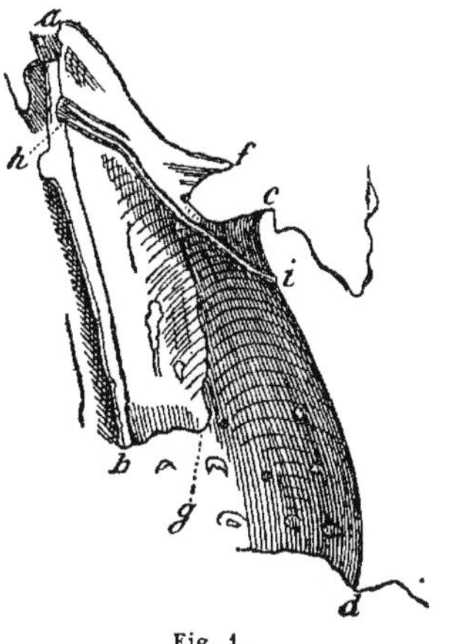

Fig. 1.

le bord antero-supérieur du cercle tympanique de la portion écailleuse, sont encore visibles se dirigeant du point *f* au point *g*. Entre les points *a* et *h*, la même scissure (scissure de Glaser) est facilement reconnaissable. Le point saillant *f* qui joue un rôle important dans le rattachement du marteau est appelé, par Henle, *épine postérieure du tympan*, en opposition à un autre point plus distinctement marqué chez le fœtus, sur la partie la plus antérieure du cercle tympanique à son angle antero-externe, qu'il appelle *épine tympanique antérieure*, et qui, sur l'os tympanique beaucoup plus large de l'adulte, répond au point *g*. Cette dernière, toutefois, est couchée à plat sur la surface correspondante de la portion écailleuse et ne ressort pas plus avant que la pointe. A l'extrémité supérieure de la dépression déjà décrite et correspondante dans la figure 1 à un point situé entre *c* et *i*, on peut voir la saillie obtuse et moins proéminente du bord, dans lequel la membrane du tympan est contenue. Nous aurons fréquemment l'occasion d'en parler dans la description des ligaments.

Afin d'éviter les erreurs qui pourraient se produire en désignant, comme Henle, le point antérieur *f* sous le nom d'*épine tympanique postérieure*, je prendrai la liberté de lui appliquer la désignation de *grande épine tympanique*, et au point postérieur *i*, celle de *petite épine tympanique*.

Le manche du marteau se loge dans la dépression située entre *f* et *c*, de manière à se trouver presque en contact avec le point *f*. La ligne d'insertion de la membrane du tympan subit aussi une dépression, légère et difficilement appréciable, en *f* et en *i*. En effet, sur la figure, cette ligne est moins nettement tracée à cet endroit que plus bas sur la partie formée par le rocher ; et, dans ce cas encore, une légère pression exercée à l'aide d'un instrument mousse détachera la membrane du tympan de son insertion. En fait, elle est plutôt attachée au périoste qu'à l'os.

Cette dépression, sur le bord supérieur, nous l'appellerons « trou de Rivinus », parce qu'elle a été décrite par Rivinus. Cette ouverture représente les derniers vestiges du bourgeon charnu embryonnaire, qui, d'ailleurs, chez la plupart des adultes, ne doit normalement pas exister.

Quoique aucune ouverture n'existe à l'état normal, le trou de Rivinus est rempli d'une partie de la membrane du tympan qui, vue au-dessous du périoste mince,semble formée de faisceaux de tissus connectifs lâches qui donnent passage aux vaisseaux et aux nerfs, et sont facilement séparables (*membrane flaccide de Shrapnell*). Pour cette raison, les abcès se forment généralement à cette place; c'est aussi pour cela que dans les opérations de perforation du tympan, des ouvertures artificielles y sont facilement pratiquées.

La différence de tension et de consistance entre cette partie supérieure et le reste de la membrane du tympan est facilement reconnaissable, si l'on passe la grosse extrémité d'une aiguille sur la surface de la membrane dans une préparation où les moyens d'attache des os et de la membrane du tympan ne sont nullement dérangés. Il est alors facile de voir, entre la grande et la petite épine tympanique, un ensemble de fibres assez tendues dans lesquelles la courte apophyse du marteau se trouve renfermée dans la direction du bord antérieur. Cette corde forme le bord supérieur de la partie la plus basse et la plus ferme de la membrane. Aussitôt que l'aiguille exploratrice passe au-dessus, elle tombe immédiatement dans le trou de Rivinus, pressant devant elle le périoste flottant et la masse de tissus connectifs. Et si, de plus, nous examinons soigneusement la voûte du côté extérieur de la membrane du tympan sur une préparation faite dans ce but, et avec un éclairage oblique, nous pouvons généralement distinguer cette corde allant de la courte apophyse du marteau vers la petite épine tympanique. Autant que je puis l'affirmer, cette corde est formée des fibres tendineuses particulières de la membrane du tympan. Nous l'appellerons la *corde d'insertion supérieure de la membrane du tympan.* Elle forme la limite de la partie de la membrane influencée par les vibrations sonores.

Du côté interne, la membrane flaccide se continue de sa ligne d'insertion vers les tissus du repli de la membrane muqueuse, qui forme ce que Trœltsch a décrit comme le cul-de-sac postérieur de la membrane du tympan, et sur le bord libre duquel se trouve la corde du tympan. La ligne d'insertion de la membrane du tympan s'unit à celle du repli mentionné ci-dessus au fond du trou de Rivinus où ils adhèrent plus fortement qu'à l'os. Postérieurement, cependant, la ligne d'insertion du repli de la membrane muqueuse n'est pas parallèle à celle de la membrane du tympan, mais poursuit son trajet le long de l'appendice osseux, en forme de coin, représenté par *c* dans la figure 1. La surface extérieure de cet appendice est parallèle à la membrane du tympan et à une petite distance à l'intérieur; on peut même le voir de l'extérieur comme un objet blanchâtre brillant à travers la membrane à demi transparente. Plus bas, sur le bord de cet appendice, est l'ouverture qui livre passage à la corde du tympan. La plus petite dépression, visible derrière le bord saillant près de *c* dans la figure 1, représente une section de la projection en forme d'entonnoir du canal de la corde. Le repli de la membrane muqueuse formant le cul-de-sac postérieur de la membrane du tympan, s'étend jusqu'à la sortie du nerf qui lui-même forme le rebord du cul-de-sac.

La ligne de contact du repli de la membrane muqueuse avec la membrane du tympan, court du point le plus élevé en avant du trou de Rivinus vers la courte apophyse du marteau. Cette portion du repli sépare le cul-de-sac antérieur qui est plus petit, du postérieur qui est plus grand. Nous décrirons plus tard sa ligne d'insertion sur le marteau.

Le trou de Rivinus se trouve au-dessus et un peu en avant de la membrane du tympan. Son plus grand diamètre s'étend en bas suivant une ligne presque perpendiculaire à l'extrémité postérieure de la dépression au-dessus de la petite épine tympanique. J'ai mesuré sa longueur sur un grand nombre de sujets, et j'ai obtenu des résultats qui s'accordent avec ceux fournis par Trœltsch : 9 à 10 m/m. Le plus petit diamètre est dans une direction presque horizontale, et commence un peu au-dessus de la grande épine tympanique. J'ai trouvé que sa longueur variait de 7 1/2 à 9 m/m. Ces mesures sont généralement les mêmes sur les crânes des enfants et sur les crânes des adultes.

C'est un fait bien connu que le conduit auditif externe se porte en dedans et un peu en bas. De plus, le plan, qui passe par la rainure dans laquelle est insérée la membrane du tympan, a une inclinaison de 55° sur l'axe du conduit auditif externe, tandis que les membranes des deux côtés forment entre elles un angle obtus, ouvert en haut, de 130° à 135°.

La membrane du tympan n'est pas tendue comme une surface plane dans le cercle où elle est attachée, car son centre ou ombilic est fortement porté en dedans par le manche du marteau qui s'y rattache. Pour cette raison, la membrane a la forme d'un entonnoir dont la pointe ou extrémité correspond à l'extrémité du manche du marteau et dont les lignes méridiennes sont convexes en dedans de l'entonnoir. Pour représenter cette forme de la membrane du tympan — point si important du mécanisme de la production des sons — je fis un moulage en cire de la paroi supérieure du conduit auditif externe et de la surface extérieure de la membrane ; j'avais au préalable déplacé la paroi inférieure du canal, sans toutefois déranger aucun des organes en rapport avec la membrane du tympan. Les contours sont représentés, dans la figure 2, absolument comme je les ai copiés dans la chambre claire : *a b* est la paroi supérieure du conduit auditif externe, *b c* le contour vertical de la membrane du tympan.

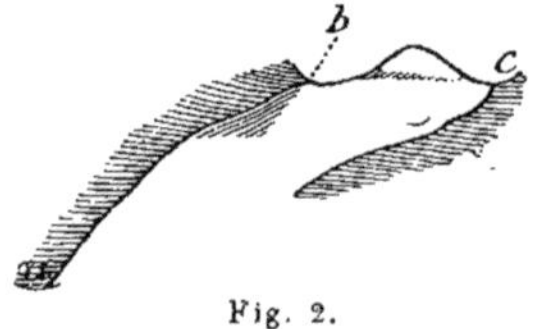

Fig. 2.

D'après cette figure, on voit clairement que les rayons tirés sur la surface de la membrane du tympan sont convexes, leurs extrémités étant dirigées vers l'extérieur du conduit auditif externe. En même temps, on voit, comme résultat de cette dépression de l'ombilic, que la moitié supérieure de la membrane doit s'étendre presque dans la même direction que la paroi supérieure du conduit, tandis que la moitié inférieure forme presque un angle droit avec l'axe de ce conduit. Cette dernière circonstance est très importante dans l'examen de l'oreille à l'aide du réflecteur, attendu que cette partie perpendiculaire de la membrane du tympan qui est située, régulièrement, juste au-dessous de l'extrémité du manche, réfléchit à travers le conduit auditif externe la lumière projetée sur elle, et produit ainsi le triangle lumineux.

La surface externe de la membrane du tympan, qui est recouverte d'une couche d'épithélium — continuation de l'épiderme corné de la peau du conduit auditif externe — doit cette propriété de réfléchir la lumière à la graisse qu'elle contient. Sur une préparation très récente de l'oreille, on peut voir les gouttes d'eau courir sur cette surface grasse, comme sur du papier huilé.

La convexité de la membrane du tympan est moins marquée au niveau du manche du marteau. La figure 3 représente le contour du moulage correspondant à cette partie. La position du marteau y est marquée en pointillés. On voit aussi, d'après ce dessin, que l'ombilic tombe un peu au-dessus du centre réel de la membrane.

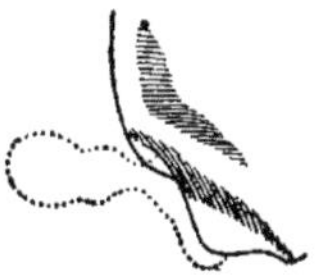

Fig 3.

L'axe suivant lequel se trouve placé le manche du marteau s'étend au-dessus et en avant de l'ombilic, vers la limite antérieure du trou de Rivinus, de telle sorte que la courte apophyse du marteau, qui forme la limite supérieure du manche, arrive à se trouver presque derrière la pointe, située sur le côté externe de la ligne d'insertion du tympan, et qui correspond à la grande épine tympanique dirigée en dedans. Le marteau est fixé à la membrane, en partie au moyen d'un ligament compact (ligamentum mallei anterius) et en partie par ce que l'on nomme son apophyse grêle (processus Folianus). Cette dernière se trouve, dans toute sa longueur, comprise dans une rainure située sur le bord interne de l'apophyse.

Tandis que, d'un côté, l'extrémité du manche pousse l'ombilic en dedans, de l'autre la courte apophyse, à la base du manche, tend un peu à le pousser en dehors. La membrane du tympan consiste essentiellement en une membrane tendineuse particulière qui, bien que mesurant seulement un vingtième de millimètre d'épaisseur, est relativement très forte. Extérieurement, elle est recouverte par un prolongement aminci du conduit auditif externe, intérieurement par un prolongement aminci de la muqueuse de la caisse. Prises ensemble, ces couches ont une épaisseur d'un millimètre. La couche externe est principalement formée par la continuation de l'épiderme et supportée par une couche de tissu cellulaire lâche. Elle peut être détachée en entier sur une grande partie de la surface de la membrane, excepté au niveau du trou de Rivinus, et le long du manche du marteau (1) où ce dernier est plus étroitement uni aux tissus épais et cartilagineux de la membrane. A partir du trou de Rivinus, le long de la paroi supérieure du conduit auditif externe, se trouve une ligne le long de laquelle la peau adhère plus fortement à l'os. Les fibres du périoste pénètrent dans la scissure de Glaser (fig. 1, *fg*).

La couche moyenne et en même temps la plus résistante du tympan, est constituée par du tissu connectif, dans lequel on distingue des fibres rayonnantes et des fibres circulaires. Les fibres rayonnantes se trouvent sur la partie externe, les fibres circulaires sur la partie interne de la couche. Dans la moitié antérieure de la membrane, les fibres rayonnantes partent de l'extrémité du manche du marteau, pris comme centre. Sur la moitié postérieure, au contraire, elles courent presque parallèlement entre elles sur la longueur totale du manche. Leur épaisseur est moindre le long du bord de la membrane, et augmente graduellement en approchant de l'extrémité du manche, où elles sont plus étroitement serrées ensemble.

Au centre de la membrane, les fibres circulaires forment une couche très mince qui croît graduellement en épaisseur vers la périphérie; à l'extrême périphérie, toutefois, elles disparaissent tout à fait (d'après Gerlach), ou du moins (d'après J. Gruber) elles forment une couche beaucoup plus mince qu'au centre. Dans le trou de Rivinus, les fibres circulaires sont fortement développées et ont une apparence satinée; elles forment là un rebord étroit comme une corde de la partie la plus élevée et la plus résistante de la membrane du tympan. Elles coupent suivant un angle très aigu les fibres rayonnantes qui siègent en ce point, et qui partent, non pas de l'ombilic, mais de la courte apophyse du marteau. C'est là qu'elles se confondent avec les fibres isolées du périoste.

Les fibres tendineuses de ces couches sont très denses et très résistantes; elles se trouvent très près l'une de l'autre et offrent une très grande résistance à tout effort de tension. Par suite de leur grand pou-

(1) Les fibres de Gruber descendant obliquement de la membrane du tympan, s'unissent en ce point aux fibres du périoste et forment au point de vue mécanique — quoique devant peut-être se trouver séparées histologiquement — la couche la plus épaisse de cette membrane.

voir de résistance, elles diffèrent sensiblement du tissu jaune élastiqne, qui est beaucoup plus flexible. La substance de la membrane du tympan se tuméfie dans l'acide acétique et les solutions de potasse, comme cela se produit pour les tissus tendineux, et non pour le tissu élastique. Jai trouvé que, comme le tissu tendineux, elle se dissoudrait complétement dans une solution bouillante de potasse. Elle ne laisse guère que de faibles traces de tissu élastique, consistant partie en vaisseaux, et partie en une membrane continue très mince, probablement la membrane formant la base de la couche muqueuse sur la partie interne de la membrane du tympan.

Cette particularité de construction de la membrane du tympan est, comme nous le verrons plus tard, un élément des plus importants du travail mécanique de cette membrane. Celle-ci doit être considérée comme une membrane, non pas élastiqne et flexible, mais presque inextensible. Son défaut de flexibilité peut être apprécié en essayant de la déchirer avec des aiguilles, soit qu'on l'ait retirée et étendue sur un verre poli, soit qu'elle reste encore attachée dans sa position naturelle. Elle ne peut pas être étirée comme un morceau de gomme ou comme une vessie animale amollie. Elle offre une très puissante résistance à la tension, et forme des rides autour de l'endroit où s'exerce la tension, à la manière d'une membrane de collodion.

§ 3

Moyens d'attache du marteau.

La manière dont le marteau est rattaché à la membrane du tympan a été parfaitement décrite dans une étude de J. Gruber, publiée récemment. La partie de la membrane du tympan correspondant au ligament du marteau, est épaissie en partie par les fortes fibres de la couche de périoste qui, à partir du trou de Rivinus, recouvre le manche du marteau, et en partie par une accumulation de tissus fibro-cartilagineux. Le périoste du marteau, qui couvre les deux faces du manche, est continu avec la couche fibro-cartilagineuse dont les bords sont, de ce fait, étroitement unis au marteau. Près de l'extrémité inférieure du manche, l'union entre l'os et le tissu épaissi de la membrane du tympan est très intime; près de la courte apophyse, cependant, une couche plus lâche s'interpose entre l'os et la membrane. Il peut même y avoir une bourse séreuse limitée sur deux côtés par une membrane constituée par le périoste du marteau et les bords de la couche cartilagineuse, ainsi que par le tissu fibreux de la membrane du tympan, mais tous trois d'une façon plus intime.

Le manche du marteau repousse l'ombilic en dedans. Pour maintenir une étroite union entre ces deux organes, leur rapport doit être plus intime en ce point. Au niveau de la courte apophyse, le marteau appuie simplement contre la membrane du tympan ; par conséquent là une adhérence moins intime suffit. Cela permet à de petits mouvements du marteau de se produire sur la membrane, mouvements dont nous apprécierons la nécessité plus complétement dans la suite.

Le deuxième ligament, et relativement le plus solide du marteau, se trouve à la grande épine tympanique. L'extrémité de cette pointe est insérée contre le col du marteau dans le creux *a d* de la figure 4, juste au-dessus de la naissance de l'apophyse grêle de Follius. Le marteau dans ce dessin est vu de l'extérieur, *cp* est la tête, *b* la courte apophyse, *m* le manche, la surface articulaire en contact avec l'enclume. L'apophyse de Follius se trouve le long du bord interne de l'épine, tourné vers le tympan (*fa* de la fig. 1), de sorte que, entre *l*, extrémité de l'apophyse grêle et le creux *d*, le bord de l'épine et le bord correspondant de l'apophyse grêle de Follius courent presque parallèlement l'un à l'autre à un intervalle d'environ 1/3 de millimètre. De la surface supérieure de cette épine, une bordure osseuse s'étend vers le haut de manière à se rapprocher du marteau, entre *d* et *f*; l'intervalle entre le marteau et la bordure osseuse se continue avec l'espace précédemment mentionné et de la même largeur que lui. Cette fissure entière est soutenue par des fibres ligamenteuses courtes et tendues ; des fibres plus longues, de même espèce, partent de la surface de l'épine et de sa bordure saillante du bas, et convergent vers le point *d* du marteau. Elles enveloppent ensemble le bord inférieur et la surface externe de l'apophyse grêle de Follius, de sorte qu'elle se trouve complétement cachée dans cette masse de fibres tendineuses qui forment le ligament antérieur du marteau. Elle est de plus recouverte d'un repli de la muqueuse.

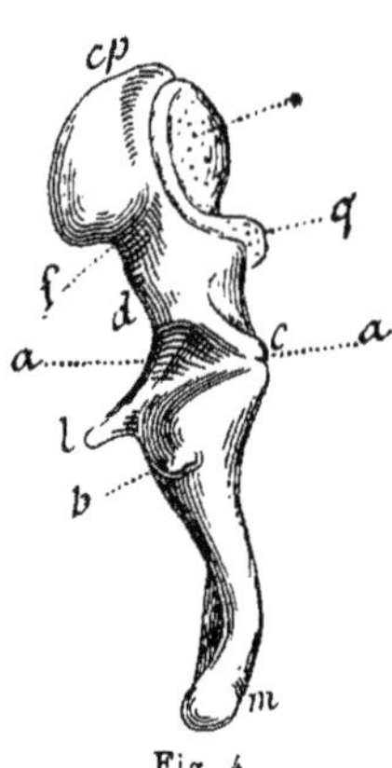

Fig. 4.

Quant à l'apophyse grêle de Follius du marteau elle-même, je dois faire remarquer que, chez les enfants, c'est une longue lame élastique d'os s'étendant aussi loin que la scissure de Glaser. Mais chez les adultes, je dois prendre le parti de ceux qui la décrivent comme réduite à un simple tronçon. Je déclare que, en préparant un certain nombre d'os temporaux, j'ai pris un soin tout particulier à noter si cet appendice n'avait pas, quelquefois, été brisé dans l'effort fait pour détacher le marteau. Pour m'en assurer, avant que le marteau n'ait été en quoi que ce soit dérangé de sa position naturelle, j'ai cherché l'apophyse grêle de Follius avec la pointe d'une aiguille fine, l'enfonçant comme une sonde entre les fibres du ligament antérieur du marteau. De cette façon, je pus le suivre distinctement à une courte distance, quand il arrive brusquement à l'extrémité, au milieu du ligament antérieur, et je ne pus rien sentir qui ressemblât à la continuation de la lame osseuse, que j'eusse certainement trouvée, si l'apophyse avait été simplement brisée. Je dois remarquer, en outre, que ce tronçon de l'apophyse grêle de Follius ne se trouve pas en contact direct avec la masse osseuse de l'épine ; il n'y est rattaché sur les côtés que par de courtes bandes fibreuses. Aussi dans une préparation où le marteau garde sa position naturelle, et où tous ses ligaments sont entièrement conservés, on peut, en appuyant sur la base de l'apophyse grêle de Follius avec la pointe d'une aiguille, faire mouvoir cette partie du marteau, non seulement en haut et en bas, mais encore en avant et en arrière, aussi loin que les courtes bandes fibreuses du ligament antérieur le permettront. Le contact d'os à os, s'il existait là, mettrait obstacle au moindre mouvement.

Aussi, si nous mettons de côté dans la préparation les fibres superficielles plus longues, le ligament antérieur du marteau apparaît au fond, comme une bande courte et large dont la ligne d'insertion s'étend de *l* à *f* sur le marteau (fig. 4). De *l* à *d*, il se trouve en face du bord interne de la grande épine tympanique; près du point *d*, il est presque en face d'une arête osseuse qui s'étend de *d* sur l'épine au point *f*. J'ajouterai que, au-dessus et au-dessous, cette bande se perd dans un repli de la muqueuse. Au-dessus, le repli de la muqueuse suit d'assez près le contour de l'os (voir fig. 4); il est ici en forme de faucille et très mince, parce que la paroi externe du tympan est partout très rapprochée de la tête du marteau. Ce repli de la muqueuse se termine sur la face supérieure de la tête du marteau, et sur le bord de ce dernier se trouve son ligament supérieur, court et rond, qui descend obliquement vers le bas et vers l'extérieur, sur la tête de cet osselet. Sa fonction est donc d'empêcher tous ses mouvements en dehors.

Le ligament antérieur s'étend en partant de *l*, à travers les replis de la muqueuse dont l'un part de la base de l'apophyse grêle de Follius et se dirige vers le point *b* de la courte apophyse. Sa ligne d'insertion se trouve sur la membrane du tympan. Ce repli sépare la poche antérieure de la poche postérieure de la membrane du tympan, de telle sorte que l'espace situé au-dessus de la courte apophyse appartient exclusivement à la poche postérieure (1). Le second repli dans lequel se perd en bas le ligament antérieur est très mince, avec un bord libre qui suit le bord inférieur de *l* (après avoir enveloppé l'apophyse) et se continue en contournant l'os, jusqu'au tendon du muscle tenseur du tympan (fig. 4). Sur la figure, ce point trouve à l'endroit où la ligne courbe en *b*, rencontre le bord figuré de l'osselet. Ce dernier repli sépare la poche antérieure de la cavité du tympan.

De ce groupe de ligaments et de replis muqueux qui, dans la figure 4, suit le contour de l'os de *b* à *cp*, et qui en *d* est formé des fibres les plus courtes et les plus fortes, un second groupe se bifurque en *d* : je lui donnerai le nom de *ligament externe du marteau*. Il prend son origine à l'arête osseuse assez saillante sur le marteau (allant de *d* à *c*, fig. 4) et est fixé à la mince bordure du trou de Rivinus ; en même temps, il suit en arrière la ligne d'insertion de la poche postérieure de la membrane du tympan (voir fig. 1, de *f* à *c* le long de la ligne de contour du dessin). Ce ligament se compose d'un certain nombre de fibres tendineuses distinctes, d'aspect satiné, qui rayonnent de la courte arête du marteau (qui se trouve entre *d* et *c*), pour venir s'attacher à l'os temporal en suivant une ligne courbe beaucoup plus large.

Dans la figure 5, ce ligament est représenté vu d'en haut; *eg* est sa

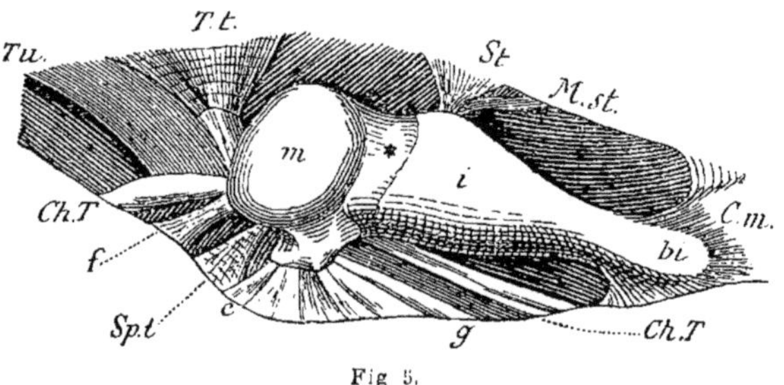

Fig 5.

ligne d'insertion à l'os temporal. Dans cette préparation, le tympan est

(1) Dans l' « Archiv für Ohrenheilkunde » ; vol. iii, pages 255-266, le docteur Russack a donné, des poches de la membrane du tympan, une description différente de celle-ci. Il décrit l'espace compris entre la courte apophyse du marteau comme une poche supérieure spéciale, séparée de la poche postérieure par une cloison : pour moi, je n'en ai jamais trouvé trace. L'ouverture supposée de cette poche, située au-dessus et en avant de l'extrémité de la tête du marteau conduit à l'espace qui se trouve au-dessus du ligament externe du marteau et nullement, par conséquent, à la membrane du tympan.

vu d'en haut, et ses parois supérieures et externes sont suffisamment marquées pour permettre à la vue de pénétrer entre ces parois et la surface des os placés en face. *m* est la tête du marteau, *i* le corps de l'enclume, *bi* l'extrémité de sa courte apophyse, *Tu* l'entrée de la trompe. Tout au fond, on voit une partie de l'étrier *St*, le tendon de son muscle *M.st*, et plus loin le tendon du tenseur du tympan, avec le canal osseux en forme d'entonnoir d'où il sort. *Ch.T* est la corde du tympan qui marque le bord libre des replis de la muqueuse formant la limite des poches; en *f* sont les fibres supérieures du ligament antérieur du marteau qui prennent naissance au-dessus de la grande épine tympanique *Sp.t.*

L'arête saillante du col du marteau, d'où rayonnent les fibres du ligament externe, est ici distinctement visible. Le faisceau, le plus fort et le plus tendu de fibres de ce ligament est le faisceau postérieur qui se trouve en *g*. Le prolongement de la direction qu'il suit passerait à l'extrémité de l'épine. C'est aussi ce faisceau qui représente surtout l'axe de rotation du marteau. C'est pourquoi je donnerai de préférence à ce groupe postérieur de fibres du ligament externe, le nom spécial de *ligament postérieur du marteau*, parce que, au point de vue mécanique, il a une importance spéciale. Dans une préparation où l'on ne touche à aucun des ligaments des osselets, on peut facilement se rendre compte de la grande tension de ces fibres postérieures, en appuyant sur elles avec la pointe d'une aiguille. On verra en même temps que le bord du repli de la muqueuse, dans lequel se trouve la corde du tympan, se trouve toujours détendu; en outre, le faisceau antérieur de fibres du ligament externe (en *e* fig. 5) n'est jamais très tendu, à moins que le tenseur du tympan ne soit contracté ou que la membrane du tympan ne soit poussée en dehors. En pressant plus fort avec l'aiguille sur la corde du ligament postérieur, le marteau peut être incliné d'une manière appréciable. Si l'on pousse la membrane du tympan en dedans ou en dehors, c'est ce même groupe de fibres du ligament externe qui met en mouvement les ligaments secondaires du marteau. La raison de ce léger déplacement sera donnée plus loin.

Si nous supposons la ligne de direction du ligament postérieur prolongée à travers le marteau, nous trouverons qu'elle rencontre, en suivant la même direction, les fibres moyennes et les plus fortes du ligament antérieur, qui prennent leur origine sur la grande épine tympanique. Ces deux groupes de fibres, bien que séparés par le corps du marteau, forment encore, mécaniquement parlant, une bande que nous appellerons la *bande-axe du marteau.* Cette bande seule est suffisante pour maintenir le marteau dans sa position naturelle, même si l'enclume a été soigneusement séparée; mais si le tendon du tenseur du tympan n'est pas relaché cette position sera alors tout à fait fixe. Dans la figure 4, la position approximative de l'axe du marteau est marquée par un pointillé *aa*.

Les cordes formant la partie antérieure du ligament externe (*e*, fig. 5), consistent en fibres plus courtes se portant en dehors vers le bord de la membrane du tympan, à laquelle elles se fixent au fond du trou de Rivinus. Comme elles se trouvent au-dessus de l'axe du marteau, elles s'opposent à tout mouvement du manche ou de la membrane du tympan en dehors, vers le conduit auditif externe. Donc, leur fonction essentielle est de restreindre la rotation du manche en dehors. Dans une préparation comme celle de la figure 5, ce fait peut facilement être vérifié. Quand la membrane du tympan est poussée en dedans, ou quand la tête du marteau est poussée en dehors, ces fibres se détendent. Elles permettent seulement une légère rotation du manche en dehors, même dans le cas où le tendon du tenseur du tympan, l'articulation de l'étrier et de l'enclume, et le ligament supérieur du marteau auraient été séparés. Quand on presse d'en haut sur ces mêmes fibres avec la grosse extrémité d'une aiguille, elles se trouvent tendues, et la membrane du tympan est plus fortement tirée au dehors. Enfin, il faut remarquer que, lorsque le tenseur du tympan est fortement contracté, le manche du marteau ne peut être entraîné plus en dedans par la tension de la membrane du tympan. La bande-axe du marteau de son côté ne peut être entraînée en dedans au-delà d'une certaine limite, par les groupes précédents de fibres du ligament externe; quand ils sont tendus la limite est atteinte. Alors la traction du tenseur du tympan sera transmise à ces fibres et ne pourra longtemps s'exercer sur la bande-axe.

Pendant que le ligament externe, d'un côté, protège la bande-axe du marteau contre les poussées trop fortes en dedans, les fibres supérieures et inférieures du ligament antérieur, d'un autre côté, la protègent contre les poussées trop fortes en haut et en bas. Si le marteau devait tourner autour de son insertion à l'épine, prise comme centre, avec sa tête en arrière et l'extrémité du manche en avant, les fibres supérieures du ligament antérieur se tendraient; et, si cela se produisait dans la direction opposée, ce seraient les fibres inférieures. Donc il arrive que, même après que l'enclume a été enlevée, les ligaments décrits jusqu'ici devenant sans action, le marteau est encore capable de résister à de telles poussées, et reste assez ferme dans sa position naturelle. Les fibres supérieures du ligament antérieur attirent, dans des conditions ordinaires, la tête du marteau en dedans (comme on le voit en *f* dans la figure 5); et, par conséquent, comme les ligaments supérieurs et externes, elles se tendent quand la membrane du tympan est poussée en dehors.

La tension de ces ligaments, dans l'état normal des choses, s'accroît de la force élastique du muscle tenseur du tympan, relativement fort, dont le tendon s'insère au marteau, sur la moitié antérieure de son côté interne. Ce côté fait face à la trompe, au commencement du manche et un peu au-dessus de l'endroit où la courte apophyse fait saillie. Dans la figure 9, nous voyons la ligne d'intersection de ce tendon s'étendant d'en haut obliquement en bas et en arrière. Le muscle, comme on le sait, se trouve dans un canal osseux spécial qui court parallèlement à la trompe d'Eustache et au-dessus d'elle. L'extrémité la plus éloignée du muscle sort de ce canal à partir de la face supérieure de la partie pyramidale du rocher et de la partie cartilagineuse de la trompe d'Eustache. Il se dirige alors à travers son canal propre dont l'extrémité ouverte vers la cavité du tympan se termine en un appendice en forme de cuiller; autour de celui-ci passe le tendon du muscle qui traverse alors obliquement la cavité du tympan (*T.t*, fig. 5), jusqu'à son point d'insertion sur le marteau.

La direction suivie par le tendon est presque perpendiculaire au plan mené à la périphérie de la membrane du tympan, et sa ligne de traction varie seulement un peu en arrière et en avant de cette perpendiculaire. D'un autre côté, elle forme un angle légèrement aigu avec la partie inférieure du manche du marteau et avec la partie antérieure de son axe de rotation.

Le tenseur du tympan est un muscle penniforme qui prend son origine dans le périoste de la paroi supérieure du canal dans lequel il se trouve. Son tendon se trouve proche de la face inférieure du canal et présente une surface libre et lisse en rapport avec le périoste. Les fibres musculaires sont plus courtes, et il s'ensuit que le tendon s'étend jusqu'à l'extrémité du canal. La gaine de périoste qui renferme le muscle se continue sur le tendon dans son trajet à travers la cavité du tympan; sa face externe se couvre là de la membrane muqueuse de cette cavité. Toynbee appelle cette partie libre et débarrassée de sa gaîne le ligament tenseur de la membrane du tympan. La séparation du tendon d'avec sa gaîne, si nous comparons les descriptions des différents expérimentateurs, semble être plus ou moins complète.

Dans une collection anatomique de Berlin, j'ai vu un spécimen où le tendon, parfaitement lisse, était entouré d'une gaîne parfaitement indépendante, précisément comme Toynbee l'a décrit d'après des coupes microscopiques. Toutefois Henle a vu les deux unis par des tractus assez forts de tissus connectifs. Comme le marteau, toutefois, ne demande qu'un espace excessivement petit pour ses déplacements, il n'y a pas besoin que le tendon ait un grand espace pour se contracter et se relâcher. Le tenseur du tympan tire en dedans le manche du marteau et avec lui la membrane du tympan. On peut facilement voir cette action sur une pièce où le canal du muscle et la cavité du tympan ont été ouverts d'en haut : en appuyant sur les fibres tendineuses du muscle logé à l'intérieur du canal, la membrane du tympan se tend. Comme le point d'insertion du muscle se tient un tantinet plus bas que la bande-axe du marteau, cette bande sera en même temps tendue en dedans et particulièrement aussi sa partie postérieure, le ligament postérieur du marteau, qui se trouve presque dans le même sens que la ligne de traction du tenseur du tympan.

La position du marteau devient tout à fait fixe même si le tendon a été modérément tendu. Nous devons rappeler ici qu'une légère traction, quand elle est exercée à angle droit par rapport à la longueur sur une corde inextensible déjà en tension, peut matériellement augmenter cette tension. Ajoutons aussi que, pendant la vie, un muscle à l'état de repos peut être considéré comme très extensible à la façon d'une bande élastique qui, bien que toujours légèrement tendue, peut être bien plus considérablement tendue encore par une puissante contraction. A part le fait que le tenseur du tympan, à cause de sa structure penniforme, est, au point de vue mécanique, équivalent à un muscle de diamètre beaucoup plus grand et de longueur de fibres beaucoup plus courtes, nous pouvons considérer sa simple traction élastique dépourvue de toute contraction active, comme une force assez importante.

Dans ce cas, il est clair que le marteau, aussi longtemps qu'il conserve ses attaches naturelles, bien que celles-ci ne soient que des bandes flexibles, et même après la dislocation de l'articulation de l'étrier et de l'enclume, n'est susceptible que d'un mouvement limité dans le sens de la rotation autour de l'axe indiqué plus haut, et que tout effort pour le mouvoir dans une direction différente, rencontre une très forte résistance. En avant, son axe est fixé fortement par le ligament antérieur et l'apophyse grêle du marteau (apophyse de Follius) qui pénétre dans ses tissus. En arrière, il est maintenu par les fibres postérieures du ligament externe Les deux réunis, nous les avons appelés la bande-axe du marteau. Celui-ci est toujours un peu tendu même après que le tendon du tenseur du tympan a été séparé, mais si le dernier tire sur la bande-axe à angle droit, sa tension devient alors très grande. Le marteau, ainsi fixé, possède, outre le tendon du tenseur du tympan, les attaches suivantes capables de restreindre les rotations du manche en dehors : 1° les fibres moyennes et antérieures du ligament externe ; 2° le ligament supérieur ; 3° les fibres supérieures du ligament antérieur.

La membrane du tympan agit elle-même comme une bande d'entrave contre la rotation trop forte du manche du marteau en dedans. Aussi loin que le peu de pouvoir flexible de la bande-axe et des fibres supérieures du ligament antérieur le premettra, la tête du marteau s'inclinera en avant et en arrière, ou tournera autour d'un axe vertical. Néanmoins quand le marteau touche l'enclume, ses mouvements sont par cela même d'autant plus limités. Nous verrons encore que le mouvement du marteau et de l'enclume demandent un certain degré de flexibilité de la part de la bande-axe.

§ 4

Moyens d'attache de l'enclume.

Le corps de l'enclume est uni au marteau par l'intermédiaire d'une articulation. Sa longue apophyse est dirigée en bas ; à son extrémité (qui est un peu recourbée en dedans) on remarque une petite surface articulaire pour l'étrier. La courte apophyse s'étend en arrière, et son extrémité, dont la face inférieure présente une petite et incomplète surface articulaire, se trouve dans un creux bien approprié, taillé dans la paroi osseuse du tympan, en un point où cette cavité se perd dans celle des cellules de l'apophyse mastoïde. La capsule de cette articulation, à sa face inférieure au moins, est formée de fortes fibres tendineuses qui se dirigent en dedans, en arrière et en dehors de la courte apophyse (fig. 5, *b i*). Dans la même figure, *i* représente le corps de l'enclume et le ligament capsulaire de l'articulation du marteau et de l'enclume.

La forme de la surface articulaire citée plus haut est généralement décrite comme ressemblant à une selle. Il faut cependant remarquer que, contrairement à ce qui se passe pour la selle, les bords convexes viennent se rencontrer pour former une arête presque tranchante ; il en est de même des bords concaves. L'union des deux bords détermine une surface continue et presque plane des deux côtés de l'arête.

Pour se faire une idée claire du mécanisme de cette articulation, il vaut mieux, je pense, employer une autre comparaison que celle qui précède. On peut, en effet, bien mieux qu'à la surface d'une selle comparer ce mécanisme à la jointure de certaines clefs de montre dont le manche ne peut être tourné dans une direction sans entraîner la coque d'acier avec lui, tandis que dans la direction opposée il tourne avec une très légère résistance. Comme dans la clef de montre, l'articulation entre le marteau et l'enclume permet ici une légère rotation autour d'un axe transversal à la tête du marteau vers l'extrémité de la courte apophyse de l'enclume. Une paire de dents s'oppose à la rotation du manche en dedans, mais ce manche peut être tiré en dehors sans entraîner l'enclume avec lui. Si nous avions à construire cette articulation en métal, nous nous servirions de faces cylindriques. Un cylindre creux taillé comme A voir la fig. 6) et sur lequel s'applique la pièce B (marquée en pointillés), représenterait la forme normale de cette articulation. Il est clair que A et B, tournant dans la direction de leurs flèches respectives, devront nécessairement frapper l'un contre l'autre avec leurs dents *a* et *b*; leur rotation dans cette direction est donc limitée. Dans la direction opposée cependant, leur rotation est libre et est accompagnée d'un écartement légèrement croissant des deux cylindres. L'ouvrier, pour faire ce joint, emploie généralement un cylindre creux, parce que, dans le voisinage de l'axe, se trouve le cylindre solide et que la surface cylindrique s'inclinerait en haut sous un angle assez aigu, comme le bord interne d'un escalier tournant, ce qui en rendrait l'exécution assez difficile.

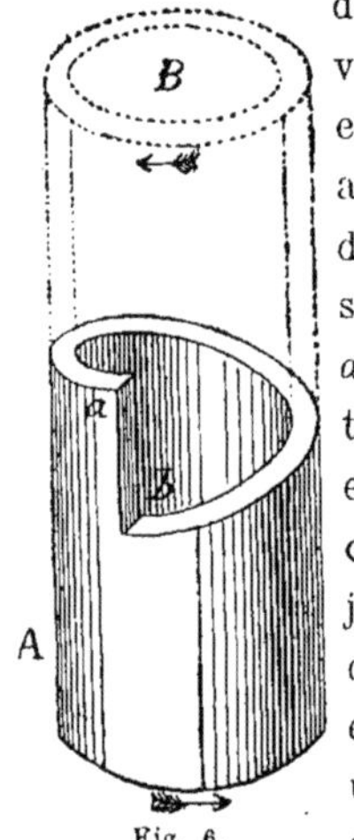

Fig. 6.

Les extrémités articulaires osseuses, qui sont couvertes d'une couche de cartilage élastique flexible comblant toutes les irrégularités de surface, montrent, avec cette modification que les bords sont arrondis, en règle générale, la forme de la figure géométrique ci-dessus. La périphérie de l'articulation du marteau et de l'enclume n'est pas un dessin cylindrique régulièrement formé. Si nous imaginons déroulée sur un plan cette circonférence cylindrique de l'articulation, nous aurons à peu près la forme représentée fig. 7, où les extrémités sont naturellement continues. Près de l'axe de l'articulation, la surface prend la forme, non pas exactement d'une vis comme dans un escalier tournant, mais plutôt d'un cône. Si nous supposons des lignes droites tirées d'un point de l'axe du cylindre à tous les points de la ligne de circonférence a_0 a_1, nous aurons une idée

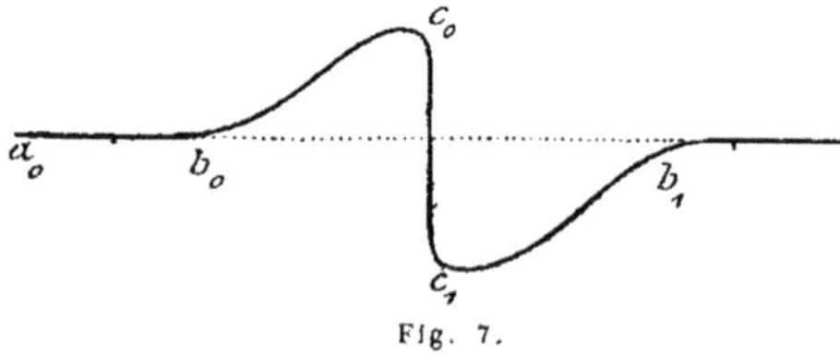

Fig. 7.

approximative de la forme de l'articulation en question. Dans le cas du marteau, nous devrons placer le sommet du cône ainsi formé un peu en dessous de la partie droite de la ligne $b_0\ a_0\ a_1\ b_1$, de sorte que cette partie de la surface du cône soit concave sur le marteau, tandis que, sur l'enclume, la partie correspondante serait convexe. On peut donc dire que cette articulation consiste en quatre surfaces presque planes qui convergent à son centre et qui montrent, le long de ses bords, les contours suivants : 1° $c_0\,c_1$, — 2° $c_0\,b_0$, — 3° $c_1\,b_1$, — 4° $b_0\ a_0\ a_1\ b_1$, — tandis que la surface tournée vers le haut de l'articulation en forme de selle, montre deux bords saillants c_0 et b_1, et deux bords rentrants b_0 et c_1.

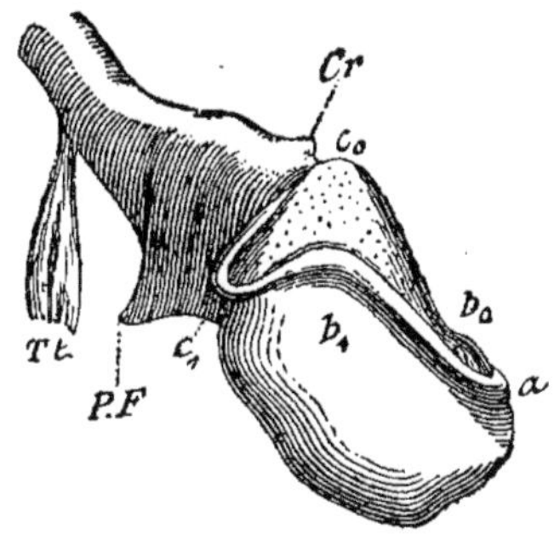

Fig. 8.

Dans la figure 8, le marteau est représenté comme il apparaît vu d'en haut et à l'intérieur. Les lettres $a\,b_0\,c_0\,b_1\,c_1$ ont la même signification que dans la figure 7. La partie plane de la surface articulaire est donc en raccourci ; *P.F* est le tronçon de l'apophyse grêle; *Cr* le commencement de la crête osseuse d'où part le ligament postérieur du marteau ; *Tt* est le tendon du tenseur du tympan. Comme on le voit la partie $a\,a_1$ se trouve sur le côté de supérieur l'articulation du marteau et de l'enclume, tandis que la ligne de jonction des deux dents $c_0\,c_1$ se trouve plus bas entre le manche du marteau et la longue apophyse de l'enclume. La dent c_0 du marteau se trouve sur le côté de l'articulation qui est tourné vers la membrane du tympan ; la dent de l'enclume, sur le côté du milieu. Le manche du marteau ne peut donc tourner en dedans sans entraîner l'enclume avec lui. La limite de rotation en dehors est déterminée par la flexibilité des ligaments et couches cartilagineuses des surfaces articulaires. Dans les surfaces articulaires des deux osselets, le point $a_0\ a_1$ se trouve à une plus grande distance de l'axe que le bord de la dent $c_0\,c_1$; en d'autres termes cette partie des surfaces qui est presque plane est plus grande que les surfaces des dents, et, par conséquent, la surface entière de l'articulation est de forme elliptique et son grand axe est dirigé verticalement.

On peut établir, en outre, que le sommet de la surface articulaire en forme de cône (nous avons pris le cône comme surface type de cette articulation), ne se termine pas en pointe mais s'arrondit, comme on l'observe sur une selle.

Une surface conique telle qu'on peut la faire avec les éléments de la fig. 7, ne pourrait exécuter une révolution sur une surface conique qui serait comme son exacte contrepartie, sans perdre son contact en un point quelconque. En effet, lorsque les deux lignes courbes inclinées b_0 c_0 et b_1 c_1 glissent l'une sur l'autre à la périphérie de l'articulation, la partie centrale de l'articulation et la partie plus plane se sépareront chacune de la partie correspondante, laissant les deux osselets en contact seulement au niveau des lignes courbes ci-dessus mentionnées.

Puisque l'espace utilisé dans ce mouvement est très petit, nous pouvons donc facilement comprendre que, sur une préparation fraîche, un cartilage compressible peut entièrement le remplir.

Ce mécanisme particulier de l'articulation peut facilement être étudié sur des pièces sèches des osselets. Une allumette sera fixée avec de la cire à cacheter sur la tête du marteau, juste au-dessus et dans la même direction que l'apophyse grêle du marteau et une autre sur l'enclume, à l'extrémité de sa courte apophyse et dans la même direction.

En se servant de ces allumettes comme manche et en amenant l'une contre l'autre ces deux surfaces articulaires, le marteau peut tourner autour de l'allumette comme axe, tandis que l'enclume est simplement pressée légèrement contre elle. Si le marteau tourne dans la direction de la tête vers la courte apophyse et le manche, il accrochera l'enclume très fortement et la forcera à le suivre. Quand le marteau tournera dans la direction opposée, les deux surfaces articulées se sépareront immédiatement l'une de l'autre et l'enclume restera immobile.

Les deux surfaces articulaires sont maintenues en contact à leurs périphéries par un ligament capsulaire qui est contenu dans les rainures de l'os entourant en différents points l'articulation. Ce ligament capsulaire n'est pas très fort, il se déchire quand les osselets sont soumis à des tractions relativement faibles. Les plus longues fibres de ce ligament sont celles qui partent de la dent du marteau à ce point, aussi quelques fibres du ligament externe du marteau passent au-dessus de l'enclume. L'étendue de la mobilité de l'articulation du marteau et de l'enclume mesurée à l'extrémité inférieure de la longue apophyse de l'enclume peut être évaluée à un demi-millimètre, et ce point étant distant d'environ 6 millimètres de l'axe de l'articulation, la rotation des deux osselets l'un sur l'autre peut difficilement atteindre 5 degrés.

Tant que le marteau et l'enclume gardent leurs rapports naturels entre eux et avec le rocher (l'enclume toutefois étant séparée de l'étrier) ils peuvent tourner ensemble de façon que le manche du marteau, la longue apophyse de l'enclume et la membrane du tympan seront tous, en même temps, mus soit en dedans, soit en dehors. Le marteau isolé tournerait autour de sa bande-axe comme axe, mais grâce à son adhérence à l'enclume, ce mode de rotation est quelque peu modifié.

Nous remarquerons, en première ligne, que la courte apophyse de l'enclume (fig. 5, *b i*) est attachée au rocher en un point situé tout à fait en dedans de la *bande-axe* prolongée du marteau. Dans une simple rotation autour d'un axe fixe, les points situés sur le véritable axe de rotation sont seuls immobiles. En outre, la distance de chaque point pris séparément, dans les corps tournants situés en dehors de l'axe de rotation, à un point externe fixe, ne peut rester la même pendant la rotation.

Dans le cas présent, le point fixe se trouve à l'endroit où la courte apophyse de l'enclume est attachée au rocher. On rencontre toutefois une exception lorsque, par suite de rotations infiniment petites, les points du corps tournant, qui se trouvent dans un plan mené par l'axe de rotation et le point externe fixe, restent à la même distance de ce point fixe. Ce n'est pas le cas pour la tête du marteau qui est située au-dessus de l'axe de rotation et, par suite, quand le manche du marteau sera tourné en dedans, la tête sera soulevée du point où la courte apophyse de l'enclume est retenue en bas. Maintenant, de ce que l'enclume est, pour ainsi dire, suspendue par des ligaments assez courts et peu flexibles entre la tête du marteau et le point d'insertion cité plus haut, et qu'elle garde une position immobile, on peut déduire que la rotation du manche du marteau en dedans sera accompagnée d'une légère inclinaison de la tête en arrière vers l'enclume, en même temps que d'un mouvement en avant du manche.

Il est facile de prouver qu'une telle inclinaison de la tête en arrière, comme ici, puisse résulter de la tension qui est visible, pendant la rotation, dans le ligament capsulaire du côté supérieur de l'articulation du marteau et de l'enclume dans les fibres les plus hautes du ligament antérieur du marteau, et dans les ligaments qui donnent de la fermeté à l'articulation du tympan et de l'enclume.

En pressant en dedans la membrane du tympan avec la tête d'une épingle, on peut voir, en effet, aidé d'une loupe ordinaire, que les deux ligaments capsulaires deviennent tendus au moment où la pression est exercée. En outre, si nous appuyons avec une aiguille sur la courte apophyse de l'enclume, pendant que la membrane du tympan est poussée en dedans, nous verrons et nous sentirons que l'apophyse ne se trouve pas en contact avec le fond de l'étroite rainure dans laquelle elle s'ajuste, mais qu'elle est soulevée un peu au-dessus.

Nous verrons de même que, quand nous mettons cette apophyse en contact avec la rainure et que nous exerçons une pression en haut, les ligaments supérieurs accessoires et comme satinés de l'articulation, se relâchent et sont rejetés dans les replis. D'un autre côté, la pointe de la courte apophyse se trouve en contact avec la partie du tympan qui s'élève sur son côté externe; en outre, ses rapports avec cette paroi externe sont tels qu'elle peut glisser un peu sur cette dernière dans une direction verticale. En même temps, l'enclume est tenue suspendue librement dans l'air par le marteau, de sorte que, dans sa position normale, elle vient en contact avec l'os et seulement sur le côté externe à l'extrémité de la courte apophyse. Si, toutefois, le manche du marteau et la membrane du tympan sont poussés en dehors, la pointe de la courte apophyse de l'enclume glissera dans sa propre rainure osseuse et pressera sur cet osselet par sa surface inférieure.

Avec une articulation de cette espèce, un léger déplacement doit nécessairement se produire entre le marteau et l'enclume, chaque fois que l'extrémité du manche du marteau est poussée en dedans.

Si nous imaginons un instant l'enclume et le marteau invariablement unis entre eux et ce dernier assujetti autour de sa bande-axe, l'extrémité de la courte apophyse de l'enclume, se trouvant en dehors de la ligne de cet axe, devra nécessairement être soulevée de sa place chaque fois que la membrane du tympan est poussée en dedans. Pour abaisser l'extrémité de la courte apophyse et la ramener à sa place, l'enclume doit tourner légèrement sur le marteau. Ce mouvement est possible à un faible degré à partir de la selle de l'articulation du marteau et de l'enclume. En même temps, la longue apophyse de l'enclume s'approche légèrement du manche du marteau.

Ce dernier mouvement peut être observé sur des spécimens où l'articulation de l'étrier et de l'enclume a été séparée, tandis que tous les autres rapports restent les mêmes. C'est précisément dans cette position des deux osselets que les parties inférieures des surfaces réunies, qui sont ici dentelées, appuient le plus l'une sur l'autre (voir fig. 8). Ce qui précède peut être affirmé comme un fait, si on met en rapport les deux osselets desséchés de la façon décrite ci-dessus, et si on note dans quelle position ils s'adaptent le mieux.

La nature de cette articulation exige, en outre, un léger déplacement de la part du marteau. Si sa tête penche vers l'enclume, cela ne peut se faire sans entraîner la bande-axe loin de la ligne droite. Le côté antérieur du col avec le l'apophyse grêle et le ligament antérieur devront être soulevés, tandis que le côté postérieur du col avec les fibres postérieures du ligament externe devront être abaissés. Le premier de ces mouvements, cependant, pourra difficilement être pris en considération, par rapport à l'épine tympanique postérieure qui se trouve immédiatement au-dessus de l'apophyse grêle du marteau, et contre lequel ce dernier frappera tout de suite. Ce que l'on observera avant tout dans ce cas, ce sera l'abaissement en arrière du col, et, avec lui, du marteau tout entier donnant lieu ainsi à une plus grande tension des fibres du ligament postérieur du marteau, qui vont du marteau en se dirigeant en arrière et un peu en haut. Ces vues sont en concordance avec la courte notice publiée dernièrement par Politzer (1). Il attache aux osselets de fines baguettes de verre, comme des leviers, afin de pouvoir déterminer plus sûrement leurs axes propres de rotation. Il met la membrane du tympan en mouvement en comprimant l'air dans le canal auditif externe. De cette façon, il démontre que l'axe de rotation du marteau passe par l'extrémité de l'apophyse grêle du marteau et celui de l'enclume par l'extrémité de sa courte apophyse, mais que deux de ces axes sont mobiles. Il me semble que cela est dû, dans une grande mesure, aux légers déplacements de l'axe du marteau causés par la nature particulière des ligaments de l'enclume, et à ce que l'ombilic de la membrane du tympan se meut toujours dans une direction normale par rapport au plan d'intersection de cette membrane.

En effet, puisque la bande-axe du marteau est située obliquement au point d'insertion de la membrane du tympan, chaque mouvement en dedans du marteau produira en même temps un léger déplacement de l'ombilic de la membrane en arrière. Mais, la tête du marteau est en même temps poussée en arrière, vers le milieu de l'enclume, produisant ainsi un mouvement en avant du manche dans la direction opposée.

De nouveau, l'ombilic de la membrane du tympan se trouve à une plus grande distance du plan d'insertion de cette membrane que l'axe de rotation du marteau (excepté, ce qui est possible, sa pointe antérieure à l'épine tympanique) d'autant que chaque mouvement en dedans du manche entraînera aussi l'ombilic un peu en haut, c'est-à-dire dans la direction de la tête du marteau. Ce mouvement vers le haut est contrarié, comme nous l'avons précisément démontré ci-dessus, par cette circonstance que le marteau dans son ensemble est tiré un peu en bas par l'enclume (dans la rotation en dedans du manche).

De cette façon, ces deux déviations sont corrigées dans le déplacement de l'ombilic; le seul mouvement qui lui reste alors est celui qui se produit

(1) Wochenblatt der K. K. Gesellschaft der Aerzte. Wien, 8 janvier 1868.

dans une direction à angle droit sur le plan d'insertion de la membrane du tympan. En même temps, on verra que dans ces déplacements du marteau, sa courte apophyse glisse un peu sur la membrane du tympan. Ce mouvement glissant est rendu possible par le mode particulier (décrit par J. Grüber suivant lequel ces deux parties sont attachées entre elles.

En outre, je voudrais appeler l'attention sur ce fait que, par la contraction du muscle tenseur du tympan, tous les liens qui donnent de la fixité à la position des osselets sont eux-mêmes tendus. Ce muscle, en première ligne, pousse le manche du marteau en dedans, et avec lui la membrane du tympan. En même temps il appuie sur la bande-axe du marteau en le poussant en dedans et en la tendant. Un autre effet, comme nous l'avons démontré, est de pousser la tête du marteau loin de l'articulation du tympan et de l'enclume, de tendre tous les ligaments de l'enclume, ceux vers le marteau aussi bien que ceux à l'extrémité de sa courte apophyse et de soulever cette dernière de sa gouttière osseuse. Par ce moyen, l'enclume est ramenée dans la position où les dents de l'articulation du marteau et de l'enclume s'appliquent le plus étroitement l'une sur l'autre.

Enfin, la longue apophyse de l'enclume doit forcément accomplir une rotation en dedans avec le manche du marteau. En agissant ainsi, comme nous le verrons plus loin, elle presse sur l'étrier et le pousse dans la fenêtre ovale contre le liquide labyrinthique.

Sous ce rapport, l'anatomie de l'oreille est très remarquable. Par la contraction des faibles masses de fibres élastiques constituant le tenseur du tympan (dont la tension, d'ailleurs, est variable) tous les ligaments tendineux sans élasticité desosselets sont simultanément tendus.

Le seul ligament qui se trouve ainsi relâché est le ligament supérieur du marteau dont l'action, comme ligament, s'exerce exactement dans la même direction que celui du tendon du tenseur du tympan.

Donc, si nous examinons une pièce de l'oreille fraîchement préparée et sur laquelle la rigidité cadavérique est encore manifeste dans le muscle tenseur du tympan, nous trouverons tout, dans le tympan, roide et inflexible. Si plus tard, au contraire, nous essayons de séparer les différentes parties, nous verrons que presque tous les liens et ligaments des osselets sont lâches et détendus. Sans une étude des rapports de ces parties, nous serions embarrassé pour connaître ces deux états (1).

(1) A propos de la contraction du tenseur du tympan, je puis confirmer ici l'observation récente de Politzer, que cette contraction se produit pendant le baillement. Avant d'entendre parler de son expérience, j'avais déjà remarqué que toutes les fois que j'essayais de restreindre le mouvement des machoires en baillant, j'entendais d'abord le bruit sec bien connu indiquant l'ouverture de la trompe. Au plus fort du baillement, je remarquais, en plus d'une sensation de tension dans l'oreille, un fort

§ 5

Mouvements de l'étrier

L'articulation de l'enclume et de l'étrier ressemble au segment d'une sphère dont la convexité est tournée vers l'étrier. La capsule est molle et plus entremêlée de fibres élastiques que celle des deux autres articulations. Sur son côté inférieur, il y a des fibres compactes qui, lorsque l'enclume est poussée en haut, sont tendues et entraînent l'enclume avec elles, mais qui, quand le mouvement inverse se produit, se réunissent de telle sorte que l'enclume ne s'applique plus aussi étroitement qu'avant. La base de l'étrier est entourée d'un rebord de cartilage fibreux élastique ressemblant au bourrelet des *cotyles* et des grandes articulations : elle a une largeur de 0,7 m/m. L'union entre la base de l'étrier et la partie correspondante du labyrinthe semble formée au dépend du périoste du vestibule, périoste qui s'étend au-dessus de la base de l'étrier. Le rebord fibreux de l'étrier n'est pas attaché au bord de la fenêtre ovale.

La muqueuse de la cavité du tympan s'étend aussi sur le côté externe de l'articulation. Les ligaments de la base de l'étrier, le long de son arête droite, sont plus tendus sur la face inférieure que sur la face supérieure, et très compacts à l'extrémité postérieure. Si, maintenant, vous appuyez une épingle sur le côté de la base de l'étrier tourné vers le vestibule et si vous le poussez en dehors, il effectuera en même temps, quoique séparé de l'enclume, un mouvement de levier par lequel sa tête se trouvera poussée en bas et en arrière. Si vous employez une aiguille à coudre très fine, en guise de stylet, et si vous la poussez sur la base de l'étrier, le mouvement du levier pourra encore être mieux observé. A d'autres égards la mobilité de la base de l'étrier est très petite. Je l'ai calculée en partie par l'observation directe et en partie d'après le mouvement du liquide labyrinthique. Pour effectuer ce calcul direct, j'ai employé une préparation dans laquelle la cavité du tympan et le vestibule avaient été ouverts par le haut. La préparation, fortement maintenue dans un étau, était dans une position telle que la base de l'étrier se trouvait en bas. La pointe d'une fine aiguille à coudre était alors enfoncée dans la membrane obturatrice

bruit musculaire, dépassant en intensité le bruit produit par les contractions les plus puissantes des muscles maxillaires pendant la fermeture des méats, et certainement plus intense que lorsque les méats sont ouverts. En même temps tous les bruits extérieurs semblent étouffés. De ces observations je conclus qu'une contraction doit se produire dans un muscle dont les oscillations sont communiquées à l'organe de l'audition avec une netteté beaucoup plus grande que celles de tout autre muscle. C'est certainement le tenseur du tympan.

près de l'extrémité antérieure de l'étrier. L'aiguille avait pour second point d'appui l'arête saillante de ce qui restait de la paroi osseuse entre la cavité du tympan et le labyrinthe. Ce point, écarté de 3,8m/m. de la pointe de l'aiguille qui était fixée dans le ligament obturateur, servait de centre de mouvement pour les déplacements du levier. La partie libre de l'aiguille, qui était horizontale, formait le second bras plus long du levier (longueur 23m/m). La pointe de ce bras se mouvait en arrière et en avant de 0,20m/m quand l'étrier était poussé en dedans et en dehors au moyen d'une aiguille appliquée à sa base, et de 0.15m/m quand la pression s'effectuait par la condensation et la raréfaction alternatives de l'air dans le conduit auditif externe par où le mouvement de la membrane du tympan était transmis, à travers les autres osselets de l'oreille, à l'étrier. Maintenant, puisque les mouvements de l'étrier semblent agrandis, à l'extrémité libre de l'aiguille $\frac{23}{3,8}$ les déplacements de l'étrier s'élèveront, dans ces cas seulement, à 0.033 et 0.025mm.

Après de fréquentes reprises de l'expérience, dans lesquelles les ligaments étaient tendus avec force, l'amplitude de déplacement est montée à 0.056m/m. Dans une autre préparation, le canal semi-circulaire supérieur du labyrinthe était seul ouvert, d'après l'indication de Politzer, du côté supérieur de l'os temporal. Dans l'ouverture ainsi pratiquée était introduit un mince tube en verre dont la section transversale était, après calibration avec le mercure, de 0.228mm. carrés. Le vestibule et une partie du tube étaient remplis avec de l'eau (1).

Les mouvements des osselets de l'oreille produits par l'introduction de l'air dans le conduit auditif externe, faisaient élever le liquide dans le tube de 0,9 millimètres. Maintenant, puisque les diamètres de la fenêtre ovale ont été trouvés égaux à 1, 2 et 3 millimètres, c'est que sa surface est presque 12,4 fois aussi large que la section transversale du tube de verre. L'amplitude moyenne de la course de la base de l'étrier peut-être alors $\frac{1}{12.4}$ de celle du fluide dans le tube qui est 0,0726 de millimètre. D'après le calcul le plus précis possible, les courses de l'étrier atteignent $\frac{1}{18}$ et $\frac{1}{14}$ de millimètres.

Le rapport de l'étrier à l'enclume est tel que, si le manche du marteau

(1) Afin de le rendre imperméable à l'air je séchai l'os autant que possible avec du papier buvard; alors j'appliquai un fil de fer rouge au bord de l'ouverture dans le canal semi-circulaire, et à cet endroit, je versai immédiatement une goutte de ciment chaud composé de cire et de résine; le tube de verre y était fixé. Enfin je plaçai sous la machine pneumatique la préparation plongée dans un vase suffisamment rempli d'eau pour que l'extrémité libre du tube de verre fût couverte. Par le fait de l'aspiration, l'air de la chambre et l'air du vestibule s'échappèrent par le tube et l'eau prit leur place.

est poussé en bas, la longue apophyse de l'enclume appuie fortement contre la tête de l'étrier. Le même fait se produit si le ligament capsulaire intermédiaire est traversé de part en part. Si le manche est poussé en dehors aussi loin que les ligaments du marteau le permettent, et si le ligament capsulaire est coupé, la longue apophyse de l'enclume s'écartera de l'étrier de $\frac{1}{4}$ à $\frac{1}{2}$ millimètre. Dans cette position du marteau, si le manche de l'enclume est abaissé contre l'étrier, il restera dans cette position sans se rejeter en arrière; en même temps, les dents de l'articulation du marteau et de l'enclume se sépareront entièrement et il n'y aura aucune force assez puissante pour faire reculer l'enclume.

Dans la condition normale de l'articulation de l'enclume et de l'étrier, la pointe du manche de l'enclume reste toujours attachée à l'étrier, mais il suit des faits déjà mentionnés que l'enclume n'exerce aucun effort sur l'étrier quand le manche du marteau est poussé en dehors, puisque le manche de l'enclume, même quand l'articulation est séparée, peut rester en contact avec l'étrier sans être poussé en dehors avec le manche du marteau.

Cette disposition a pour résultat très important, qu'au moyen d'une augmentation de pression dans la caisse ou une diminution de pression dans le conduit auditif, la membrane du tympan et le marteau peuvent être sensiblement poussés en dehors, sans que l'étrier coure le danger d'être détaché de la fenêtre ovale. La membrane du tympan sert d'entrave très puissante au mouvement inverse du marteau.

Puisque la pointe de la longue apophyse de l'enclume, vue de la bande-axe, est inclinée encore plus en arrière que la pointe du manche du marteau, le premier s'élève donc, quand il est pressé en dedans, plus que le dernier, et l'élévation n'est pas entièrement compensée par la légère dépression du marteau déjà mentionnée. En un mot, la poussée en dedans de la membrane du tympan produit une poussée en dehors et en même temps une élévation de la tête du marteau. Cela s'accorde avec le mouvement correspondant de l'étrier dont la tête, en forme de nœud, s'élève légèrement quand l'étrier est poussé en dedans par suite de l'inégalité de ses attaches aux bords supérieur et inférieur de la fenêtre ovale. Ce mouvement de levier a déjà été observé et décrit par Henke (1), Lucae (2) et Politzer (3). En réponse au premier, je ferai seulement remarquer que le mouvement de levier de l'étrier n'est en aucune façon son seul mouve-

(1) Der Mechanismus der Gehœrknœchelchen inder Zeitschrift für rationelle Medicin. 1868.

(2) Archiv für Ohrenheilkunde, Vol. IV, pages 36, 37.

(3) Wochenblatt der K. K. Gesellschaft der Aerzte. Vienne. 1868.

ment; que, peut-être, un des bords de la plaquette de l'étrier n'est pas mû en-dedans pendant que l'autre se meut en-dehors. Regardant à la base de l'étrier par le vestibule, nous pouvons beaucoup plus aisément reconnaître le fait, que les deux bords sont poussés simultanément en dehors et en dedans, le bord supérieur, toutefois, plus que le bord inférieur. Les différences apparentes entre les observations de Lucae et de Politzer, eu égard à l'effet qu'une pression croissante de l'air dans la cavité du tympan a sur l'étrier et le liquide labyrinthique, disparaîtront si on suppose que Lucae a observé le mouvement de levier de l'étrier, et Politzer l'oscillation qui se produit dans le liquide labyrinthique, lorsque l'étrier est poussé en dedans. Ces deux mouvements ne sont pas toujours nécessairement dans le même rapport; du moins pas dans ce cas, parce que la pression de l'air à travers la fenêtre ronde peut aussi accroître la pression dans le labyrinthe.

§ 6

Action combinée des osselets de l'oreille.

Si nous supposons le marteau et l'enclume si unis que leurs dents s'appuient l'une contre l'autre, et que tous deux se meuvent comme un corps compact exerçant une pression sur la pointe du manche du marteau pression qui est transmise de l'enclume sur l'étrier, le système des deux osselets pourra être considéré comme un levier à un bras dont le point d'appui se trouve là où la pointe de la courte apophyse de l'enclume s'appuie en dehors contre la paroi de la cavité du tympan. L'extrémité du manche du marteau représente le point de pression, et l'extrémité du manche de l'enclume, l'autre point qui résiste à cette pression.

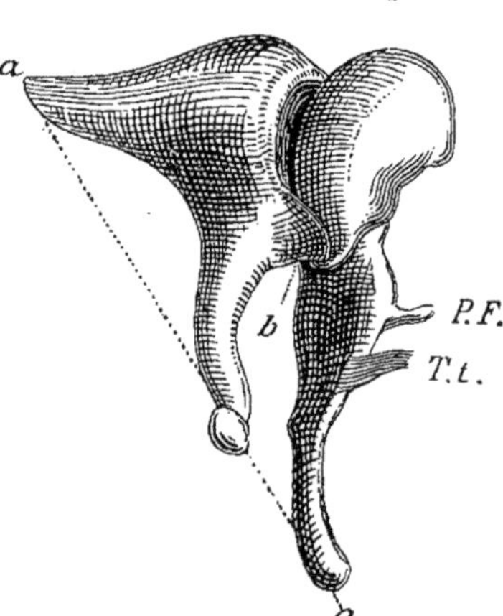

Fig. 9.

Ces trois points se trouvent, de fait, très rapprochés sur une ligne droite, de sorte que les pointes de l'enclume et de l'étrier ne s'écartent que très légèrement de la ligne droite allant de l'extrémité du manche du marteau au côté extérieur de l'articulation de l'enclume avec le tympan. Ce fait est facilement visible sur les préparations où le rapport normal des os est encore conservé. La fig. 9 représente les deux os dans la position où les dents sont attachées l'une à l'autre; *a a* est la ligne droite qui passe par les trois points mentionnés ci-dessus, *P.F.* le tronçon de l'apophyse grêle *T.t.* le tendon du tenseur du tympan; en *b* nous avons la dent de l'enclume. Dans cette préparation, j'ai trouvé pour la longueur entière du levier 92 millimètres; pour le petit bras entre les deux pointes de l'enclume $6\frac{1}{3}$ millimètres, de sorte que ce dernier est équivalent aux $\frac{2}{3}$ de la longueur du grand bras. Donc, quand le marteau et l'enclume se trouvent l'un contre l'autre, la course de l'extrémité inférieure du manche de l'enclume atteindra seulement les $\frac{2}{3}$ de celle du manche du marteau, mais la force de pression que le premier exerce sur l'étrier sera 1 fois 1/2 aussi grande que la force exercée sur le manche du marteau. Puisque les 3 points du levier se trouvent sur une ligne droite, la pression est donc tout à fait indépendante de la position des parties restantes des osselets, pourvu, toutefois, que ces derniers gardent une position telle que les surfaces articulaires adhèrent fortement l'une à l'autre.

Ce résultat sera obtenu de la manière suivante : tandis que la membrane du tympan est poussée en dedans, le marteau tourne autour d'un axe incliné obliquement (30°) vers le plan d'insertion de la membrane du tympan, et sa tête s'éloignera de la jointure du tympan et de l'étrier, en tendant le ligament capsulaire du marteau et de l'étrier.

Maintenant, chaque effort pour faire tourner les osselets, les dents étant pressées l'une contre l'autre, produit instantanément un écartement considérable des surfaces articulaires : les fibres, déjà tendues, du ligament capsulaire, servent à résister à toute force agissant dans ce sens. D'un autre côté, si la membrane du tympan est poussée en dehors, le ligament capsulaire devient lâche et flexible au point de permettre un léger écartement des surfaces articulaires comme cela arrive quand les dents sont écartées. Les autres déplacements que l'articulation du marteau et de l'enclume permet, ne font pas dévier de la ligne droite les trois points du levier mentionnés ci-dessus. Un des axes de rotation de cette articulation, en forme de selle, passe par l'extrémité inférieure du manche du marteau ; l'autre est perpendiculaire au plan qui passe par les trois points de l'articulation, et sépare, par conséquent, la longue apophyse de l'enclume du manche du marteau.

Dans les expériences ci-dessus mentionnées où, en général, l'étrier a été mis en mouvement en exerçant une pression sur le marteau ou sur la membrane du tympan, nous avons vu que l'amplitude d'excursion diminue légèrement, c'est-à-dire d'environ $\frac{2}{3}$ de la grandeur. Afin de déterminer la solidité du mécanisme, j'ai essayé l'expérience inverse; et je me suis efforcé de mesurer l'étendue de la course du marteau en poussant la base de l'étrier en dehors et en mettant ainsi le marteau en mouvement. Dans ce cas, naturellement, les seuls mouvements du marteau à prendre en considération sont ceux qui font rester le marteau et l'enclume en une étroite contiguïté au point de contact. (La préparation employée pour cette expérience a déjà été décrite comme ayant un tube introduit dans le vestibule.)

Ayant cimenté un tube de verre de 59 millimètres le long de la tête du marteau, j'ai essayé de trouver combien de mouvements pouvaient être produits dans le marteau en poussant alternativement le liquide à travers le tube de verre et ensuite en le retirant de la même manière. La course à l'extrémité inférieure du tube de verre n'atteignit qu'environ $\frac{1}{2}$ millimètre. Si 4 millimètres est la distance de l'axe de rotation au point où le tube de verre est fixé à la tête du marteau, la longueur du levier sera alors de 63 millimètres, et la course de $\frac{1}{2}$ millimètre, ci-dessus mentionnée, correspond à la rotation d'environ $\frac{1}{2}$ degré. Pour l'extrémité inférieure du manche du marteau, dont la distance de la bande-axe atteint 4 $\frac{1}{2}$ millimètres, cela donne, d'autre part, une course de $\frac{1}{28}$ millimètre seulement, quantité qui est à peu près équivalente à la dimension moyenne de la base de l'étrier. Théoriquement, nous croyons à une valeur un peu plus grande pour la course du manche du marteau. Prenant en considération la tension amoindrie des tissus organiques après la mort, et surtout le manque d'élasticité du tenseur du tympan, nous pouvons bien croire, dans l'action même des osselets de l'oreille, à la même précision que celle que nous trouvons chez les sujets vivants. De cette façon, la transmission des légers mouvements de l'enclume au marteau peut être amoindrie (1).

Ces différentes tentatives d'évaluation s'accordent jusqu'ici à montrer que les déplacements de l'étrier et du marteau, tant que tous deux restent fortement rapprochés, sont limités aux amplitudes dont chacune est plus petite que $\frac{1}{10}$ de millimètre.

D'un autre côté, si nous mettons le marteau en mouvement en soufflant dans le conduit auditif externe et en aspirant ensuite, le tube de

(1) Je ferai remarquer à ce propos que la transmission à l'eau du vestibule des mouvements de la membrane du tympan était sensiblement amoindrie quand je fis l'expérience ci-dessus. Je n'obtins que 4 m/m d'élévation au manomètre là où la veille lorsque j'avais rempli le vestibule d'eau sous la pompe pneumatique, l'élévation atteignait 9m/m. Il faut espérer que quelque anatomiste ayant à sa disposition des sujets d'étude convenables, en grande quantité, recommencera ces expériences. Naturellement, les spécimens devront être aussi frais que possible.

verre attaché à l'osselet indique des courses beaucoup plus grandes; sa pointe se meut en arrière et en avant de 5 millimètres, tandis que, auparavant (comme on l'a déjà dit), elle indique, dans une direction de l'étrier vers le dehors, un déplacement de $\frac{1}{2}$ millimètre seulement.

La course que le marteau peut fournir sur l'enclume est presque 9 fois aussi grande que celle que les deux ensemble peuvent accomplir. Cette espèce de mouvement n'est pas transmis au liquide labyrinthique; mais il se produit, bien entendu, un léger changement de pression, que le changement de tension des ligaments articulés ou le frottement des surfaces articulaires de l'articulation du marteau et de l'enclume l'une sur l'autre, suffisent peut-être à produire dans le liquide labyrinthique quand les dents de l'articulation ne sont plus en contact.

Si vous soufflez dans la cavité du tympan de votre oreille, vous entendez de faibles tons venant des parties moyennes et supérieures de la rampe tympanique et, sinon tout à fait, presque aussi distincts que ceux que l'on entend normalement.

D'un autre côté, il est évident que nous entendons les mêmes tons, quand ils sont donnés fortement, beaucoup plus distinctement si la pression sur la cavité du tympan est uniforme ou si elle va en augmentant. Cela montre, je crois, que les surfaces articulaires du marteau et de l'enclume peuvent adhérer l'une à l'autre, et être fortement unies au moyen de mouvements l'une sur l'autre semblables à celui qui se produit dans les préparations anatomiques quand l'articulation de l'enclume et de l'étrier a été traversée et que la raréfaction de l'air dans le méat auditif a refoulé le marteau en dehors.

L'enclume est alors aussi repoussée en dehors, mais si nous la tournons avec une aiguille, jusqu'à ce que sa longue apophyse touche l'étrier, elle restera encore fixée dans cette position, comme on l'a vu ci-dessus. Le frottement fera aussi adhérer fortement l'enclume au marteau dans la position déjà donnée, en opposition à la tension des ligaments ou à quelques forces légères, et aussi quand les vibrations du son sont faibles. Des forces plus puissantes ou des chocs feront nécessairement glisser les deux os l'un sur l'autre, et alors de fortes vibrations de sons dans une telle position des os seront très perceptibles.

J'ai employé, dans ces expériences, une montre et un diapason : frappant ce dernier légèrement, je le tenais assez loin de l'oreille pour que les battements que produisait la rotation du diapason autour de son grand axe fussent encore imperceptibles. Nous les entendons juste aussi distinctement quand la membrane du tympan est relâchée, pourvu qu'ils appartiennent aux octaves supérieurs de la gamme, et presque aussi distinctement dans les octaves moyens. Les tons les plus bas sont d'ailleurs considérablement plus faux. D'un autre côté, un diapason d'un ton plus élevé, quand on le fait résonner violemment et qu'on le tient devant l'oreille pendant que les membranes du tympan sont détendues, montre un *crescendo* très perceptible, surtout si nous rétablissons l'équilibre de l'air dans la caisse par un mouvement de déglutition.

Je désire appeler l'attention, à ce propos, sur un autre phénomène dont l'explication, je pense, peut être déduite du mécanisme déjà décrit. Si nous prenons un diapason en acier d'une seule pièce et qui, par conséquent, n'a rien autour de lui qui puisse altérer sa résonnance, et si, après l'avoir frappé fortement nous l'approchons de l'oreill de façon que le son puisse être entendu fort distinctement, le caractère du son devient aigu et nous entendons distinctement des sons discordants semblables à ceux que l'on entend dans les instruments de musique quand il y a quelque chose de détendu, ou lorsqu'on appuie légèrement un diapason sur la table d'harmonie. Ces sons discordants résultent de légers chocs, faits sur un corps au repos par un autre corps qui vibre d'une manière différente. Ces coups, répétés régulièrement, produisent le son, attendu qu'ils correspondent à un mouvement périodique interrompu. Si le son renferme beaucoup de surtons, il a un caractère discordant. Les mêmes sons se produisent, comme on le sait, dans l'oreille elle-même, comme le résultat de tons très élevés. Nous pouvons entendre aussi, d'un diapason en *si* de 116 vibrations, un son discordant si distinct qu'il ressemble à un bourdonnement d'oreille. Ce ton discordant est très fort et très distinct quand la pression de l'air dans la cavité du tympan est *égale* à celle de l'atmosphère ou *moindre* qu'elle, et quand les dents du marteau et de l'enclume sont intimement unies. Mais il disparaît quand l'air est refoulé dans la cavité du tympan et que, conséquemment, les dents sont écartées. Je pense donc avoir démontré, comme conclusion, que le ton discordant est produit par les dents des deux principaux osselets.

Quand les déplacements de la membrane du tympan sont très grands et pendant la production de la vibration à l'extérieur, l'enclume n'est pas refoulée au dehors avec une force considérable et par conséquent ne peut suivre parfaitement le déplacement du marteau. Il en résulte qu'ils sont séparés et que, pendant la vibration suivante en dedans, l'enclume reçoit un choc du marteau qui revient. Ce mécanisme est aussi bien adapté à la production de tons combinés, et la sensation particulière de bourdonnement dans l'oreille résultant des tons combinés (1) de deux fortes voix de *soprano* quand les troisièmes ralentissent, peut, je pense, être rapportée à ce ton discordant qui se produit entre le marteau et l'enclume. Ce phénomène est aussi de grande importance dans sa relation avec la sensation que produit l'harmonie dans l'oreille, puisque les tons forts qui se produisent en dehors de l'oreille et sans surtons peuvent au besoin développer des surtons harmonieux dans l'organe de l'ouïe. De cette manière, des sons, avec des surtons harmonieux qui correspondent à un mouvement périodique régulier de l'air, arrivent, par suite d'une sélection instinctive, à être mieux perçus que ceux dont les surtons sont discordants et alors toute cette doctrine des tons perçus en même temps devient par ce fait même indépendante des surtons en rapport avec le son produit à l'intérieur. Les sons discordants peuvent être beaucoup plus bas que le ton qu'ils font naître, si le corps vibrant ne retombe qu'après l'expiration des vibrations, et reçoit ensuite un autre choc.

A cette classe, je crois, appartiennent aussi certains sons bas et durs que nous entendons quand les notes élevées aiguës de l'octave supérieur (la_4 — sol_4) résonnent très distinctement. Il est probable qu'une vibration extraordinairement forte se produit en même temps sur la surface de la membrane du tympan, à en juger d'après un certain bourdonnement, sensation de chatouillement qui est ressentie dans l'oreille. L'appareil décrit plus loin (fig. 11) est particulièrement adapté à la production de ces tons.

Je mentionnerai ici que j'ai construit un modèle agrandi de l'appareil de la cavité du tympan afin de vérifier l'exactitude de l'explication que je viens de donner.

Les osselets de l'oreille sont faits en bois, la membrane du tympan en peau de gants coupée de façon à ce que la couture coure le long du manche du marteau où la peau est attachée à cet osselet. Par ce moyen, nous pouvons lui donner sa forme conique. Une ouverture de même forme coupée dans une planche et ayant des bords en biseau auxquels les bords de la membrane artificielle du tympan sont fixés, représente l'extrémité profonde du méat externe. A la face externe de la planche est attachée une rainure d'étain qui contourne l'ouverture déjà mentionnée. Enfin, à celle-ci est adapté un couvercle d'étain ayant une bordure en gutta-percha comme les couvercles de bocaux à fruits hermétiquement fermés. Maintenant si nous plaçons le couvercle de façon qu'une partie de la bordure en gutta-percha reste entre lui et le cercle d'étain, la condensation de l'air

(1) Voir Lehre von den Tonempfindungen, pages 233-236.

peut se produire sur le côté externe de la membrane artificielle la plus en dehors qui agira sur les osselets de l'oreille.

A l'intérieur est fixée, près du bord supérieur et antérieur de l'ouverture, une petite pièce de bois avec une pointe saillante. Cettepointe représente la grande épine tympanique. Un cordon d'étoupe attaché à cette dernière pénètre le marteau, passe autour de cet osselet et traverse alors la planche au bord supérieur et postérieur de l'ouverture. Ce cordon qui a pour but de représenter la bande-axe peut être tendu par une vis à trou ordinaire, les tendons du ligament externe et du ligament du marteau antérieur qui passe en haut de l'épine peuvent être représentés par d'autres cordons, qui, naturellement, doivent être appliqués exactement et pourvus de vis à trou pour graduer la tension.

Enfin, le tendon du tenseur du tympan peut être représenté par un fil de soie passant à travers un anneau de fer attaché à un petit pilier de bois qui est alors réuni à un lien tendu de gutta-percha. J'étendis alors de la cire à cacheter chaude sur la surface articulaire du marteau et je cherchai, autant que possible, à donner à cette cire, avant qu'elle ne fût refroidie, la forme correspondante. J'étendis doucement la cire à cacheter chaude sur la surface articulaire de l'enclume, et après avoir recouvert la surface articulaire du marteau avec du tain, je les pressai l'un contre l'autre; le tain adhère alors à l'enclume. Maintenant, avant que la cire à cacheter ne fût tout à fait refroidie, je fis faire à l'enclume un mouvement de tension semblable à celui qui se produit entre les osselets de l'oreille afin de rendre les surfaces capables de glisser l'une sur l'autre. Quand la surface articulaire de l'enclume est refroidie, elle sert de forme pour mouler la surface du marteau (qui doit être chauffée et couverte de tain), et à la rendre capable de glisser sur la surface articulaire de l'enclume. Cette expérience fut répétée alternativement avec l'une et l'autre des surfaces articulaires jusqu'à ce qu'elles pussent remuer toutes deux assez facilement l'une sur l'autre.

Il était d'ailleurs nécessaire de ne faire aucun mouvement glissant qui put déranger les dents; de cette manière, je réussis enfin à obtenir une bonne articulation. Le ligament capsulaire était construit avec des brides d'une fine corde de gomme élastique qui étaient fixées à l'enclume et pouvaient être tirées au-dessus et attachées au marteau au moyen de petites agrafes faites avec des épingles, tenant ainsi les deux os ensemble par une pression élastique très légère.

Le ligament articulaire de la courte apophyse de l'enclume était représenté par une bride de fil de soie qui passait dans un trou fait dans l'enclume. Ce lien peut être lâche, mais il est important que le point de support de cette partie de l'enclume sur la paroi extérieure de la cavité du tambour soit représenté dans le modèle.

Un simple contact est suffisant pour représenter l'union entre la longue apophyse de l'enclume et l'étrier, mais on peut aussi employer une bride de fil de soie. Le premier moyen suffit absolument à donner la direction au choc décrit ci-dessus.

La fenêtre ovale était pratiquée dans une mince pièce de bois qui se tenait parallèlement à la plus grande planche au moyen de petites traverses de bois. Cette planche consistait en deux platines serrées l'une contre l'autre entre lesquelles il y avait une couche mince de gutta-percha représentant la membrane de la fenêtre ovale.

La plaquette de l'étrier artificiel était comme double et avait une couche de gomme élastique; le tout était attaché ensemble par des vis.

Ce modèle est très utile, tant pour les démonstrations que pour montrer clairement quel rôle les ligaments propres et les articulations jouent comme dans les moyens d'attache des osselets de l'oreille. Car toutes les différentes parties peuvent être séparées et chaque ligament peut être ou plus tendu ou plus lâche. De plus, ce modèle transmet avec grande facilité à l'étrier les petits chocs qui sont dirigés à l'extérieur immédiatement sur le manche ou sur le couvert imperméable à l'air déjà mentionné. Cela peut être senti quand le doigt est placé sur la base de l'étrier comme sur la platine où il repose, et on peut ainsi le reconnaître aux mouvements de corps légers que l'on avait posés dessus.

Les diamètres de la membrane artificielle du tympan sont 80 et 120 millimètres; les autres parties sont construites suivant cette mesure. Toutes les indications contenues dans la description qui précède, par rapport à la mobilité et au mode d'attache des parties, je les ai expérimentées et vérifiées sur ce modèle.

§ 7

Mécanisme de la membrane du tympan.

La membrane du tympan doit être considérée comme une membrane tendue qui cependant diffère essentiellement de celles qui ont été étudiées plus haut dans l'acoustique, par ce fait qu'elle est *courbe*. Sa tension est modifiée par le manche du marteau qui la pousse en dedans et qui est lui-même maintenu dans cette position au moyen d'attaches et aussi grâce à l'élasticité du muscle tenseur du tympan. Si les fibres rayonnantes de la membrane du tympan n'étaient pas réunies par quelques fibres transversales, elles pourraient être tendues en ligne droite. A vrai dire cependant, elles présentent une forme courbée à convexité tournée du côté du conduit auditif; de là nous concluons que les fibres rayonnantes sont attirées l'une vers l'autre par les fibres circulaires et que ces dernières sont aussi tendues en même temps. Il n'y a en effet dans la membrane du tympan au repos aucune force capable de maintenir les fibres rayonnantes dans une position courbe excepté la tension des fibres circulaires.

Dans les ébranlements que le son produit, la pression de l'air agit tantôt sur la surface convexe du tympan, tantôt sur sa surface concave, suivant que cette pression est alternativement plus grande ou plus petite dans le méat que dans la cavité du tympan. En tous cas, la pression de l'air agit perpendiculairement sur la membrane ainsi que sur la courbe formée par les fibres rayonnantes, laquelle courbe s'accroît à un moment et diminue à un autre.

Puisque les courbes formées par les fibres rayonnantes de la membrane du tympan sont légères, l'opération mécanique est donc, comme on le verra plus loin, la même que si la pression de l'air s'exerçait sur l'extrémité du long bras du levier, tandis que l'extrémité inférieure du manche représente l'extrémité du court bras de levier. Un déplacement relativement grand de la surface de la membrane du tympan dans la même direction que la pression de l'air nécessite un déplacement comparativement petit de la pointe du marteau et *vice versâ*. De là, d'accord avec la loi très connue des vitesses initiales, une pression relativement petite de l'air contrebalancera une force relativement grande agissant sur le manche du marteau, en d'autres termes elle donnera une force équivalente.

Afin de comprendre cela, nous pouvons nous limiter à l'examen d'une seule fibre radiale courte que nous pouvons supposer changée par la pression de l'air en arc circulaire de longueur constante, mais de courbure différente et par conséquent de rayon différent. Si donc l représente la longueur de la fibre, r le rayon du cercle auquel l'arc appartient et λ la corde de l'arc l, alors $\frac{1}{2}\frac{\lambda}{r}$ est le sinus de la moitié de l'angle au centre qui appartient à la courbe l, donc :

$$l = 2r \text{ arc } \sin\left(\frac{\lambda}{2r}\right)$$

ou

$$\lambda = 2r \sin\left(\frac{l}{2r}\right)$$

et la différence entre la corde et la courbe

$$l - \lambda = 2r\left[\frac{l}{2r} - \sin\left(\frac{l}{2r}\right)\right]$$

Maintenant, si la courbe est très légère, c'est-à-dire r très long par rapport à l, nous pouvons alors supposer le sinus de cette formule développé suivant la puissance de son arc, et nous borner à la première des deux divisions de ce développement puisque les divisions deviennent rapidement très petites :

$$\sin\left(\frac{l}{2r}\right) = \frac{l}{2r} - \frac{1}{6} : \left(\frac{l}{2r}\right)^3$$

cela donne :

$$l - \lambda = \frac{1}{24} \times \frac{l^3}{r^2} \qquad (1)$$

Le degré de courbure de l'arc, ou la distance s de son centre au centre de la corde est donnée par l'équation :

$$\frac{r-s}{r} c \parallel \left(\frac{l}{2r}\right)$$

ou

$$s = r\left[1 - \cos\left(\frac{l}{2r}\right)\right]$$

Si nous faisons ici le développent progressif du *cosinus*, nous avons :

$$s = \frac{1}{8} \times \frac{l^2}{r} \qquad (2)$$

ou en éliminant r de (1) et (2) :

$$l - \lambda = \frac{8}{3} \times \frac{s^2}{l}$$

Maintenant la différence $l-\lambda$ représente le raccourcissement de la corde causé par l'accroissement de la courbe de l'arc ou l'étendue à laquelle les deux extrémités de la fibre se réunissent. D'un autre côté s est le déplacement du milieu de la fibre. Maintenant si s est infiniment petit en comparaison de l, la longueur de la fibre, c'est-à-dire la grandeur $l-\lambda$ dans la dernière formule, est une grandeur de second ordre infiniment petite en comparaison de s. Le contraire est clair, surtout s'il nous est permis de considérer la fibre comme inextensible. Le très petit allongement de la fibre ramené à la quantité $l-\lambda$ ne peut avoir lieu en aucun cas, excepté si la fibre se redresse et si son centre subit le déplacement relativement beaucoup plus grand s.

D'un autre côté, il y a en mécanique une formule très connue qui permet d'estimer la relation des forces ; la tension t des fibres, si p représente la pression sur son unité de longueur, est donnée par l'équation :

$$t = p\, r.$$

L'exactitude de cette formule peut très facilement être démontrée quand nous supposons chaque fibre (d'un bout à l'autre également courbe et parfaitement parallèle à ses voisines semblablement courbes et prolongées en ce cas jusqu'à ce qu'elles atteignent un demi-cercle. Alors les forces qui tirent sur les deux extrémités de la fibre (c'est-à-dire $2t$) doivent contrebalancer la pression qui agit sur le diamètre tout entier du demi-cercle sur une largeur égale à celle de la fibre, c'est-à-dire la quantité $2rp$ d'où l'équation correspondante :

$$2t = 2rp$$

Donc plus r sera grand c'est-à-dire moins il sera courbe sous l'effort de la pression de l'air, plus grande sera l'altération de tension produite dans la fibre par la pression de l'air.

Ces changements dans la somme de tension des fibres radiales de la membrane du tympan sont ceux que les ébranlements du son transmettent au manche du marteau. La somme de tension peut être considérablement augmentée sous l'influence de changements comparativement légers de la pression de l'air, même quand les fibres rayonnantes de la membrane forment une courbe très allongée.

Il est évident que plus l'action de cette force s'accroît, plus les courses du manche du marteau, qui peuvent êtres causées par cette force deviennent fortes, c'est ce qui arrive quand l'intensité d'une force s'accroît au moyen d'un levier.

D'un autre côté, il faut remarquer que les changements de tension, que la pression de l'air produit, peuvent toujours paraître comme l'accroissement ou la diminution de la tension maintenue au moyen des ligaments élastiques de la membrane du tympan et de l'élasticité de ses propres fibres rayonnantes. Un accroissement considérable de tension en rapport avec la pression de l'air de l'intérieur à l'extérieur ne peut produire qu'un léger effet sur l'étrier, parce que l'articulation du marteau et de l'enclume fléchit. Mais, d'un autre côté, la pression de l'air du dehors ne peut pousser le manche du marteau en dedans que jusqu'à ce que les fibres rayonnantes de la membrane du tympan deviennent droites. Si la pression était encore plus grande, elle courberait alors de nouveau les fibres, raccourcirait leur corde et tirerait le manche de nouveau vers l'extérieur,pourvu que les fibres circulaires de la membrane du tympan puissent céder sans se briser, ce que je considère comme très improbable.

Le labyrinthe est aussi protégé contre des pressions extrêmes en même temps que l'effet de légères variations de pression peut être rendu extrêmement puissant au moyen des particularités du mécanisme déjà décrit.

En introduisant un manomètre dans le conduit auditif externe, suivant les indications de Politzer, on démontre que le trajet des parties de la membrane du tympan situées au centre, entre le manche du marteau et la ligne d'insertion est considérablement plus grand que celui du manche lui-même. Dans les préparations anatomiques ordinaires, j'ai trouvé mieux de remplir le conduit entièrement d'eau plutôt que de renfermer l'air contenu dans le méat au moyen d'une goutte d'eau dans le tube du manomètre. Une goutte d'eau ainsi placée résiste à de très petites forces déplaçantes, puisqu'elle adhère au verre du tube et ne bouge pas quand il est le plus à désirer que cela se produise. Si, cependant, nous remplissons d'eau le méat entier et si nous introduisons alors le tube du manomètre (après y avoir attaché un tampon convenable de cire à cacheter) de manière à y faire entrer en même temps une certaine quantité d'eau, la surface du liquide dans le tube indiquera alors très justement les déplacements de la membrane du tympan. Comme nous l'avons déjà mentionné, un tube était introduit dans le vestibule du labyrinthe dans la même préparation et, en forçant le liquide à entrer ou à se retirer l'étrier et le marteau pouvaient subir des déplacements. Il a déjà été établi que, dans cette expérience, la course de l'extrémité du manche du mrteau était seulement de $\frac{1}{23}$ de millimètre. Cependant la hauteur du liquide dans le manomètre variait de 1 millimètre.

Au moyen de la calibration au mercure, le diamètre interne du tube fut trouvé être de 1,37 millimètre; les diamètres de la membrane du tympan étaient $7\frac{1}{2}$ et 9 millimètres. Nous pouvons déduire de là un petit déplacement de la membrane du tympan d'un peu plus de $\frac{1}{9}$ millimètre, c'est-à-dire trois fois aussi grand que le mouvement simultané de l'extrémité inférieure du manche. Maintenant de ce que le bord externe de la membrane du tympan est ferme, il s'ensuit que les parties libres du milieu de la membrane doivent avoir éprouvé un déplacement relativement beaucoup plus grand que le montant du petit déplacement donné ci-dessus et par suite plus de trois fois plus grand que le mouvement de l'extrémité inférieure du marteau.

Dans l'examen rapide qui précède ce mécanisme, nous n'avons pas pris en considération les faits suivants, à savoir : que les courbes méridiennes respectives de la membrane du tympan sont étroitement unies; que leur distance l'une de l'autre s'accroît dans la direction du bord fixe de la membrane ; qu'elles sont resserrées ensemble par les fibres circulaires et qu'elles ne peuvent bouger sans forcer celles-ci; en un mot que la forme naturellement courbée de la membrane du tympan ne peut exister si l'on n'admet pas que ses fibres sont allongées et tendues par toute force qui tire le manche du marteau en dedans.

La forme de la membrane du tympan étant aussi irrégulière, on ne peut donner une parfaite analyse de l'action mécanique de ses différentes parties. Il serait premièrement nécessaire de connaître la tension et la mesure de l'élasticité des fibres circulaires. Nous pouvons cependant donner une indication mathématique qui correspondrait mieux à la relation actuelle des parties, si au lieu de la membrane réelle du tympan, nous en imaginons une idéale, conique au centre mais courbe et symétrique vers la périphérie et représentant, par conséquent, une surface de rotation. Les fibres rayonnantes qui suivent la direction des méridiens de cette surface peuvent être regardées comme inextensibles; les fibres circulaires doivent posséder cependant un certain degré d'élasticité afin de rester toujours tendues. Dans l'appendice, j'ai développé la question théorique des fonctionnements mécaniques de cette membrane et j'ai indiqué la forme la plus avantageuse à lui donner. C'est une forme telle, qu'avec une longueur invariable des fibres radiales et une position invariable de son centre, le volume de son côté concave (c'est-à-dire le volume de la cavité de la caisse) devient un maximum et que, sur son côté convexe, il est réduit à un minimum. Si la membrane n'avait pas possédé à l'origine une telle forme, la pression de l'air aurait encore produit un résultat semblable en changeant la tension des fibres circulaires avant qu'elle ait pu exercer toute sa force sur le centre.

On peut calculer la valeur d'une membrane circulaire de la forme que nous venons de décrire. La figure 10 représente la section transversale

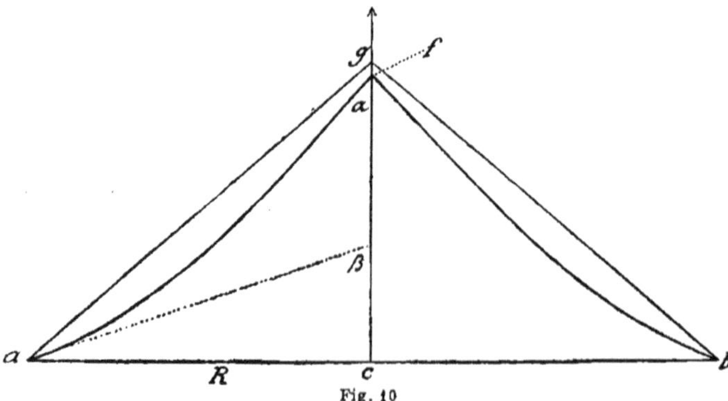

Fig. 10

d'une de ces membranes comparables jusqu'à un certain point à la membrane du tympan. Nous voyons que cette forme coïncide bien (en *a* et en *b*) avec la partie inférieure relativement libre du tympan. Admettons que α représente l'angle que la tangente menée au sommet (umbo) dans le plan méridien fait avec l'axe; β celui que la tangente au point correspondant de la périphérie de la membrane fait avec l'axe; *R* le rayon du cercle de périphérie; *p* la pression de l'air. Alors la force *k* qui devra être appliquée au centre de la membrane pour contrebalancer la pression de l'air sera :

$$k = \frac{p \pi R^2 \cos \alpha}{\cos \alpha - \cos \beta}$$

Dans cette équation, nous voyons une fois de plus, que plus sera petite la différence entre les deux angles α et β, c'est-à-dire moins sera profonde la courbe formée par les fibres rayonnantes de la membrane, plus grande sera la force.

De plus, la force s'accroît comme le cos α quand les angles α et β deviennent plus petits, et que la différence cos α — cos β reste la même. Cela arrive quand le sommet de la membrane est tiré plus fortement en dedans.

Jusqu'ici l'action acoustique de ces membranes courbes n'a pas encore été pratiquement étudiée. Il peut être bon de mentionner ici que dans le café tunisien à l'Exposition universelle de Paris, je vis un morceau de cuir courbe, servant de table d'harmonie dans un instrument à cordes arabe. Une membrane semblable à celle du tympan peut être faite en étendant un morceau de vessie de porc, préalablement mouillé, sur l'extrémité supérieure d'un cylindre de verre. Le cylindre étant debout, on place perpendiculairement au centre de la membrane une baguette lestée de métal, de manière que son extrémité inférieure presse le centre de la vessie vers le bas ; la vessie doit sécher dans cette position. Elle gardera alors d'une manière permanente une forme semblable à celle de la membrane du tympan avec son ombilic rétracté et ses lignes méridiennes courbes regardant en dehors.

Afin d'étudier l'action acoustique d'une telle membrane dans les conditions où la membrane du tympan est placée, j'attachai le cylindre dont le diamètre intérieur est de 44 millimètres, à une forte planche de bois A (fig. 11). Dans la figure, le cylindre est situé entre *e* et *f* et est représenté en coupe transversale. Le cylindre était alors attaché à la planche, son extrémité ouverte en *e* appuyée contre un morceau de bois disposé convenablement pour le recevoir; par cette disposition on prévenait tout mouvement de recul du tube dans la direction de *e*. Une petite baguette de bois légère était alors placée contre l'ombilic rétracté de la membrane et servait de chevalet à une ficelle tendue entre deux chevilles *a* et *b*. En *c* la ficelle passait sur l'arête centrale d'un bloc de plomb, derrière lequel bien entendu la ficelle ne pouvait vibrer. Un autre bloc de plomb était placé en *d* et entre ce bloc et la baguette *f*, une mince

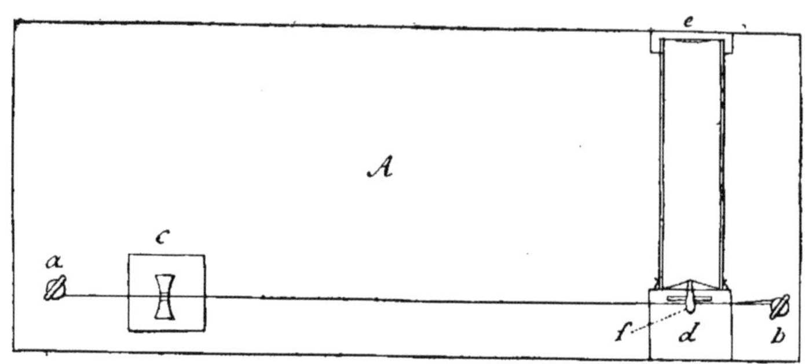

Fig. 11.

planchette comme le chevalet d'un violon était introduite parallèlement à la ficelle. Cette planchette supportait la baguette mais n'empêchait pas les chocs que la baguette recevait de la ficelle dans la direction de sa propre longueur.

Les blocs de plomb servent à affaiblir la transmission de la vibration de la ficelle sur la planche et, par suite, à travers cette planche dans l'atmosphère, de telle sorte que, quand nous faisons courir un archet sur la ficelle, et qu'en même temps nous soulevons la baguette *f* de la membrane courbe, ou que nous saisissons la ficelle entre les doigts près de *f*, entre ce point et *c*, le ton résultant sera beaucoup plus voilé. Aussitôt, toutefois, que les vibrations de la ficelle peuvent se transmettre à travers la baguette à la membrane courbe, cette dernière, malgré leur soudaineté, émet un ton presque aussi puissant que le violon lui-même.

La ficelle peut aisément être raccourcie en la maintenant entre deux doigts de la main gauche, tandis qu'avec la main droite, on tirera l'archet que l'on placera près des doigts de la main gauche. Il est évident alors que cette puissante résonnance s'étend sur la plus grande partie de la gamme, et dans le cas de tons élevés dans le milieu de l'octave do_4 . . do_5 ils atteindront une telle intensité qu'ils pourront difficilement être supportés.

Cette opération ressemble à celle qui se produit dans la membrane du tympan, la membrane courbe sert à transmettre les vibrations de l'air à un corps solide de grosseur modérée et d'amplitude de vibration relativement petite, comme par exemple le liquide labyrinthique d'un côté et les extrémités de la ficelle de l'autre.

Si, toutefois, le son est aisément transmis de la ficelle dans l'air, le contraire se produit bien plus aisément, d'après la loi générale des forces réciproques, par les oscillations du son dans les corps parfaitement élastiques (1).

La preuve peut en être aisément faite par une expérience sur l'appareil ci-dessus mentionné. Si nous plaçons des petits papiers, ou de minces fibres de bois, à cheval sur la ficelle et si nous chantons le ton qui lui appartient par l'ouverture du tube, les morceaux de papier se mettront en mouvement.

Le ton du diapason placé sur une table d'harmonie fera aussi résonner une corde donnant le même ton et les morceaux de papier se mettront en mouvement. Le même effet se produira quand le diapason sera éloigné à une distance de plusieurs pieds de la ficelle. Le diapason, en face du tube de verre, exerce une influence semblable à celle qui a lieu quand l'oreille est munie d'un résonnateur (cornet acoustique). Si nous employons une ficelle de longueur telle que son ton fondamental s'accorde avec le ton du tube, le ton de la ficelle sera alors particulièrement sonore et puissant.

§ 8

Appendice mathématique ayant rapport particulièrement au mécanisme des membranes courbes.

Dans le cas suivant, nous supposons une membrane de forme circulaire ayant des lignes méridiennes inextensibles et des fibres élastiques tendues. Nous admettons aussi que p, la pression de l'air, agit sur l'une des surfaces de cette membrane et que, d'un autre côté, il y a une force g agissant sur son autre surface dans la direction symétrique.

Pour mieux comprendre, comme il a été démontré dans le chapitre précédent, comment la pression de l'air produit les plus fortes résultantes au centre de la membrane faiblement courbe (pourvu que la membrane, dans l'action de ses fibres circulaires élastiques, ait pris la même forme que celle que la pression de l'air lui donne quand la tension élastique des fibres circulaires aitf défaut), établissons les propositions suivantes :

(1) La loi qui régit les masses d'air renfermées dans des parois solides, a été exposée et démontrée par moi dans un essai publié par le « Journal für reine und angewandte mathematik » Bd LVII, page 29. Equation 92. Le titre est « Theorie der Luftschwingungen in Rœhren mit offenen Enden ».

Dans la figure 10 soit *a b* un diamètre, *c* le point milieu du bord solide de la membrane, et *f* le centre de la membrane que la force *fG* pousse dans la direction de l'axe. La membrane aura pris la forme indiquée par la ligne courbe simplement par l'influence de la tension de ses fibres circulaires élastiques, et sera en équilibre stable. Nous supposerons ensuite que l'air presse également sur les deux côtés de la membrane.

Une loi, bien connue en mécanique, dit que chaque fois que la loi de la conservation des forces est en jeu, l'équilibre stable n'a lieu que quand, entre toutes les positions que le système mobile peut prendre, la condition d'équilibre est la seule dans laquelle la mesure des forces internes et externes agissant sur elle est un maximum.

Cette loi est applicable à la membrane en question et il s'ensuit que dans la position d'équilibre, la somme totale de force exercée par la contraction des fibres circulaires élastiques doit être un maximum, en comparaison de celle qui peut être exercée dans quelques-unes des autres formes par lesquelles la membrane peut passer, pourvu que la position du point *f* reste invariable.

Si toute autre force quelconque donne à la membrane une autre forme, et que la position du point *f* reste invariable, le travail accompli par cette force doit nécessairement être d'un caractère positif puisque la quantité du pouvoir de la tension exercée par la membrane doit être accrue par cette modification.

La même chose reste vraie si la membrane est amenée dans la position *a f b*, non au moyen de son élasticité, mais par la pression de l'air plus condensé au-dessus d'elle, exerçant une force *f g* sur son centre *f*. En ce cas, la membrane doit nécessairement prendre une forme telle que la force produite par l'expansion de l'air plus condensé au-dessus, soit un maximum. Cela se produirait si le volume de l'air contenu au-dessus de la membrane et le plan prolongé devenaient un maximum. Il s'ensuit encore que si une autre force était employée pour changer la forme de la membrane dans un cas quelconque, le volume de l'air, plus condensé au-dessus, deviendrait nécessairement moindre et la force additionnelle devrait produire des résultats positifs.

Maintenant, si la forme *a f b* produite par la force élastique est exactement la même que celle que la pression de l'air produit, et si la première contrebalance la force *g* et la dernière la force γ, alors, sans changer de forme, la membrane sera mise en équilibre par l'action simultanée des fibres circulaires élastiques et de la pression de l'air, et contrebalancera les forces g et γ qui agissent au point f. Si la position que prend la membrane, à l'état d'équilibre, sous l'action des forces élastiques (le centre de la membrane étant en f), diffère de celle que la pression de l'air produit (la position du centre étant encore la même) alors la membrane, sous l'influence réunie des deux forces, viendra à un état de repos dans une position intermédiaire entre les deux précédentes. Dans cette position, ni les forces élastiques, ni la pression de l'air n'auront exercé le maximum de leur pouvoir, c'est-à-dire de ce qu'ils sont capables de faire quand le centre est en f.

Prenant alors comme point de départ la forme que la membrane reçoit quand la force g est infiniment grande et quand, comme résultat, les fibres radiales doivent être étendues en ligne droite, et supposant la force g diminuant graduellement jusqu'à ce que le centre de la membrane soit avancé au point f, nous trouvons que la membrane exerce une force qui croît en valeur de 0 à une valeur G et que cette valeur est dépendante de la position du point f.

Soit G_0 la force exercée dans ce cas quand l'élasticité agit seule, G_1 quand la pression de l'air agit seule et G_2 quand les deux forces agissent simultanément. Alors :

$$G_2 < G_0 + G_1$$

excepté dans le cas où l'élasticité et la pression de l'air donnent la même forme à la membrane.

Partant de la position où les quantités sont égales à zéro, si la longueur gf est représentée par h, durant une première période, il faut :

$$\frac{dG_2}{dh} < \frac{dG_0}{dh} + \frac{dG_1}{dh}$$

parce que, s'il en était autrement, depuis le commencement, l'équation suivante aurait été vraie :

$$G_2 \leqq G_0 + G_1$$

Les différents quotients ci-dessus égalent les forces résultantes qui tendent à tirer le centre de la membrane vers c.

La force avec laquelle l'élasticité de la membrane (prise seule) agit est représentée par g,

$$g = \frac{dG_0}{dh}$$

γ représente la force avec laquelle la pression de l'air, prise seule, agit :

$$\gamma = \frac{dG_1}{dh}$$

et la force avec laquelle la pression de l'air et l'élasticité agissent ensemble, sera indiquée par : $g + \gamma_0$.

$$g + \gamma_0 = \frac{d\,G_0}{d\,h}$$

Il suit de l'équation ci-dessus que dans les plus petites courbes de la membrane :

$$g + \gamma_0 < g + \gamma$$

ou

$$\gamma_0 < \gamma$$

pourvu que la forme de la membrane, dans laquelle la condition d'équilibre existe, ne soit pas la même pour la simple force d'élasticité et pour la pression de l'air, C. Q. F. D.

Déterminer la forme d'une membrane tendue par la pression de l'air seul et contenant des fibres radiales inextensibles.

Soit z une portion donnée de l'axe de la membrane et r le rayon du cercle suivant lequel un plan, passant par un point variable près de l'extrémité de z et perpendiculaire à l'axe, coupe la membrane. Le volume qui se trouve entre les deux plans correspondants aux valeurs z et $z + dz$ dont la différence est infiniment petite, est donc :

$$\pi\, r^2\, d\,z$$

Le volume entier v entre la membrane et le plan qui passe par son cercle d'insertion est :

$$v = \int_o^a \pi\, r^2\, d\,z$$

si pour le centre de la membrane $z = o$ et pour la circonférence $z = a$.

Soit p représentant l'excès de la pression de l'air sur la surface supérieure de la membrane, sur la pression de l'air sur la surface inférieure, et G les effets d'une force agissant sur le centre de la membrane et dans une direction parallèle à son axe. L'effet combiné de cette force et de la pression de l'air est alors égal à

$$G - p\,v$$

Les conditions qui permettent l'équilibre sont que cette quantité soit un maximum pendant que la longueur des fibres radiales reste la même. L'élément de cette longueur est donné par l'équation :

$$d\,s^2 = d\,r^2 + d\,z^2$$

Considérant r comme une *variable* indépendante, on doit avoir :

$$G - p\pi \int_0^R r^2 \frac{d\,z}{d\,r}\, d\,r = \text{maximum.}$$

En suivant les principes de calcul différentiel, si on différentie par rapport à z :

$$\frac{d\,G}{d\,z}\delta z - \pi p \int_0^R \left(r^2 \frac{d\,\delta z}{d\,r} - \frac{\lambda \frac{d\,z}{d\,r}\frac{d\,\delta z}{d\,r}}{\sqrt{1+\left(\frac{d\,z}{d\,r}\right)^2}} \right) d\,r = 0$$

En intégrant partiellement nous avons le résultat suivant, si nous faisons δz à la périphérie de la membrane et δz_0 dans son centre.

$$\left\{ \frac{d\,G}{d\,z} + \pi p \lambda \frac{\frac{d\,z}{d\,r}}{\sqrt{1+\left(\frac{d\,z}{d\,r}\right)^2}} \right\} \delta z_0 + \pi p \int \delta z \frac{d}{d\,r}\left(r^2 - \lambda \frac{\frac{d\,z}{d\,r}}{\sqrt{1+\left(\frac{d\,z}{d\,r}\right)^2}} \right) d\,r = 0.$$

Puisque $d\,z_0$ et $d\,z$ sont des quantités indépendantes l'une de l'autre, il s'ensuit que les grandeurs qui sont multipliées par elles égalent zéro, d'où :

1° Pour le centre de la membrane

$$\frac{d\,G}{d\,z} + \pi p \lambda \frac{\frac{d\,z}{d\,r}}{\sqrt{1+\left(\frac{d\,z}{d\,r}\right)^2}} = 0$$

2° Pour sa surface

$$r^2 - \lambda \frac{\frac{d\,z}{d\,r}}{\sqrt{1+\left(\frac{d\,z}{d\,r}\right)^2}} = C,$$

C représente un nombre constant. Dans le point central de la membrane $r = o$, et $\frac{d\,z}{d\,r} = \cot \alpha$, α représentant l'angle ainsi désigné dans la figure 10. Pour ce point donc, l'équation n° 2 se réduit à

$$C = -\lambda \cos \alpha$$

et l'équation n° 1 donne pour le même point

$$\frac{d\,G}{d\,z} + \pi p \lambda \cos \alpha = o.$$

D'un autre côté, si nous représentons la quantité r à la bordure de la membrane par R, et soit $\frac{d\,z}{d\,r} = \cot \beta$, comme dans la figure 10, alors suivant l'équation n° 2

$$R^2 - \lambda \cos \beta = C = -\lambda \cos \alpha$$

par conséquent

$$R^2 = \lambda (\cos \beta - \cos \alpha)$$

et la force g

$$g = \frac{d\mathfrak{G}}{d z} = - \frac{\pi p R^2 \cos \alpha}{\cos \beta - \cos \alpha}$$

comme cela a été donné dans la section précédente au point central.

Il suit encore de l'équation nº 2 :

$$\left(r^2 + \lambda \cos \alpha\right)^2 \left[1 + \left(\frac{dz}{dr}\right)^2\right] = \lambda^2 \left(\frac{dz}{dr}\right)^2$$

ou

$$\frac{r^2 + \lambda \cos \alpha}{\sqrt{\lambda^2 - (r^2 + \lambda \cos \alpha)^2}} = \frac{dz}{dr}$$

C'est un intégral elliptique que nous ramenons à la forme normale quand nous faisons :

$$r = \sqrt{2 \lambda \sin \frac{\alpha}{2} \cdot \cos \omega}$$

$$d r = - \sqrt{2 \lambda \sin \frac{\alpha}{2} \cdot} \sin \omega \, d \omega.$$

Il y a alors :

$$d z = - \sqrt{\frac{\lambda}{2}} \frac{1 - \sin^2 \frac{\alpha}{2} \sin^2 \omega}{\sqrt{1 - \sin^2 \frac{\alpha}{2} \sin^2 \omega}} d \omega$$

ou, si nous suivons Legendre

$$F \omega = \int_0^{\omega} \frac{d \omega}{\sqrt{1 - \chi^2 \sin^2 \omega}}$$

$$E \omega = \int_0^{\omega} \sqrt{1 - \chi^2 \sin^2 \omega} \, d \omega$$

et si nous faisons

$$\chi^2 = \sin^2 \frac{\alpha}{2}$$

Il vient alors :

$$z = \sqrt{\frac{d}{2}} \left\{ 2 E \omega - F \omega \right\} + \text{const.}$$

$$r = 2 \sqrt{\frac{\lambda}{2}} \cdot \chi \cos \omega.$$

En même temps, nous trouvons aisément la longueur de l'arc des fibres radiales.

$$s = \sqrt{\frac{\lambda}{2}} F \omega.$$

Au moyen des tables de Legendre qui donnent les valeurs de Eω et de Fω pour toutes valeurs de $\frac{\alpha}{2}$ et ω, qui correspondent à des degrés entiers, nous pouvons construire la forme de cette courbe de la manière la plus aisée possible. Pour les valeurs arbitraires de α et ω, les valeurs de Eω et Fω peuvent être évaluées d'après des méthodes bien connues.

La figure 12 montre une courbe exacte de cette nature, allant d'un point axe à un autre, dans lequel la valeur 180° — 40° = 140° est donnée à l'angle *a* correspondant à la forme de la membrane du tympan. Le point-axe représentera le centre de la membrane. Chaque point des bras de la

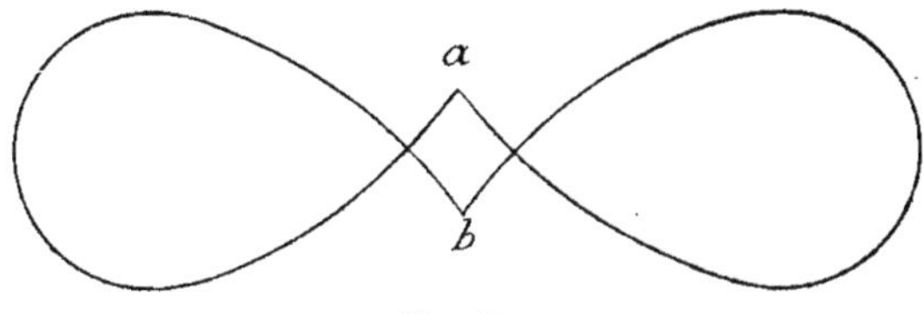

Fig. 12.

courbe s'étendant de *a* pourra correspondre à la circonférence de la membrane, jusqu'au point où la courbe, descendant dans la direction de *b*, se rejoint et se croise encore. La membrane du tympan ne correspond elle-même qu'à une petite partie de cette courbe.

Je me permettrai de remettre à plus tard la description spéciale et la discussion de mes expériences (voir la note de la page 8) sur la « résonnance des tons » dans l'oreille à l'état physiologique. J'espère obtenir de meilleurs moyens que ceux que j'ai employés jusqu'ici, pour produire des tons bas et simples et avoir des expériences plus concluantes.

ADDENDA

Si μ représente le volume de la petite quantité, K la force employée pour produire l'accélération devient égale à

$$K = \mu \frac{^2ds}{dt^2} = -4\pi^2 n^2 A \sin \{2\pi nt + c\}.$$

Si, maintenant λ est la longueur d'une ondulation, et α la mesure du déplacement de ces sortes de vibrations dans des masses d'une étendue illimitée, on aura :

$$n = \frac{\alpha}{\lambda};$$

et pour le maximum de K, qui apparait si souvent comme le sinus de la formule donnée pour son équivalent ± 1 :

$$\frac{K}{a^2} = \pm 4\pi^2 \frac{A}{\lambda^2}.$$

Donc, K est infiniment petit comparé à α^2, pourvu que A soit infiniment petit comparé à λ ; et α^2 multiplié par la densité est égal à la constante de résistance élastique, qui, dans cette sorte de rapport, n'est pas négligeable.

Paris. — Imp. E. BERNARD et Cie, 71, rue Lacondamine.

BIBLIOTHEQUE NATIONALE DE FRANCE

www.ingramcontent.com/pod-product-compliance
Ingram Content Group UK Ltd.
Pitfield, Milton Keynes, MK11 3LW, UK
UKHW020206200726
13856UKWH00003B/1229